【文庫クセジュ】

双極性障害

マルク・マソン著
阿部又一郎・斎藤かおり監訳

本書を、自らの健康を私に委ね、
双極性障害について誰よりも教えてくれた
患者さんたちに捧げます

日本語版序文

日本とフランスの外交関係が締結されて、二〇一八年は日仏交流一六〇周年という記念すべき年であった。相互的な古くからの魅惑によって、両国は結びついている。長い歴史を持ったこの二つの文化間の対話《ダイアローグ》は、数世紀にわたって根付いてきた。それらは、グルメや洗練された趣味、装飾技法さらには絵画などで活用されている。十九世紀末、フランスの美術評論家フィリップ・ブルティ（一八三〇—一八九〇）は、日本文化が当時のフランスの芸術家や作家たちに与えた影響について表現する上で「ジャポニズム」と名づけている。

画家の藤田嗣治（一八八六—一九六八）は「日本人のなかで最もパリジャン、なおかつパリジャンのなかで最も日本的な人」であることを好んで自認していた。もう一人の画家フィンセント・ファン・ゴッホ（一八五三—一八九〇）は、生涯にわたって精神疾患を患っていた。ゴッホはとりわけ、〔浮世絵〕版画を個人収集していたことから日本文化の深い影響を受けていた。その影響は、もしも日本が存在していなければ、ゴッホはゴッホたりえなかったであろうと誰もが感じるほど、強烈なものであった。

ゴッホは、気分障害に罹患して自殺によってその生涯を閉じたことから、歴史上で双極性障害を患っていたであろう数多くの著名人たちを表わす、一つのイコン〔聖画像〕となった。彼の生誕日である三月三十日は、双極性障害の世界的啓発デーとなるべく選ばれた〔本書一三頁注（2）参照〕。双極性障害は、おそらく有史以来、存在していたであろう。双極性障害は、国を問わず、どこでもほぼ同じ頻度でみられ、フランスと同様に日本でも、一般人口の約二〜三％に〔臨床閾値下まで広げて〕罹患すると推定される。

フランスでは、ジャン・ドレイ教授〔本書一七頁注（4）参照〕が、一九四六年に『気分の変調』というタイトルの著書を出版した。著書のなかで、ドレイは、今日では「双極性障害」という名称で知られる「躁うつ病」について、極めて秀逸な描写で解説している。著書のなかで、この病気の原因が、脳の生物学的な破調と関連するとみなすドレイ教授の確信が展開されている。したがって、ドレイからすれば、この病気の発作（急性期）を治せる薬の開発は可能であると考えられた。それゆえ、彼は当時パリのサン・タンヌ病院において、専門チームを率いて数多くの研究に乗り出すことになったのだ。

ドレイは、専門的知識を共有することの必要性に気がつくと、一九五〇年にパリで第一回の世界精神医学会を開催する。それを機に世界精神医学会議（ＷＰＡ〔*World Psychiatric Association*〕）が誕生して、彼はその初代会長となった。一九五二年に、ドレイはピエール・ドニケル Pierre Deniker とともに、クロルプロマジンによって躁病エピソードの治療が可能であることを発見した。この発見は、躁うつ病治療における大きな転回点となり、国際的にも大きな反響を巻き起こすことになる。

このささやかな本は、誰にでもなじみやすいように双極性障害を解説している。この脳の病態は、患者さん本人や、周りの人たちの生活および人生に影響を及ぼす。私たちは、今日、この病気の原因である脳の破調について、より詳しく理解している。双極性障害を最善にコントロールしうる数多くの薬物治療や専門的治療法をも備えているのだ。
本書を邦訳してくれた日本の臨床医たち（阿部又一郎、斎藤かおり、中村啓信、砂原真理子）、そして推薦文を書いてくれた秋山剛氏に、衷心からの謝意を伝えたい。本書が日本《ニッポン》の読者に、何らかの希望のメッセージを伝えることができるならば、原著者としてこの上ない喜びである。

二〇一八年七月十七日、パリにて

マルク・マソン

二つの異なった世界

二つのものが出会う時、新しいものが生まれます。藤田嗣治は、日本の伝統と、モンパルナスで出会った、フランスやピカソの新しい息吹を結びつけて、乳白色の肌を描きました。シンプルで、強烈な色と美を求めていたゴッホは、日本の浮世絵に出会って、信じられないほどのエネルギーを溢れさせる象徴的な筆致を生み出しました。

マソン氏は、西欧科学の伝統に生きながら、日本人のこころに沈みこんでいく文章を書いています。精神の病いは、脳という臓器の変調でありながら、「人のこころ」の動きとしてあらわれます。生物としての「人間」とこころを持つ「人」の微妙な交錯の中に、精神の病いは棲んでいます。専門家は、精神の病いを、観察・系統化し、診断基準や治療ガイドラインを作り上げます。一方、精神の病いを生き続けなければならない人たちがいます。同じ病いに見えながら、これは二つの異なった世界であり、私たちは、その両方を知らなければなりません。

私の友人マソン氏が、双極性障害を生きる人の科学と生き様についてまとめてくれたことに、深く感謝したいと思います。また、この貴重な書を、フランス語から日本語に翻訳してくださった、阿部又一郎、斎藤かおり、中村啓信、砂原真理子の諸氏に、心から御礼を申し上げます。

読者の考え、思い、感情に、本書との出会いで、新しい和音が奏でられればと思います。

秋山　剛

目次

はじめに

この数年、巷の雑誌上では、定期的に双極性障害の特集が組まれるようになった。記事では、患者（当事者）たちの証言がいくつか掲載されて、彼（女）らの治療を引き受ける専門医のコメントが付け加えられている。しばしばそれらは、双極性障害を患っていると公言する著名人（大部分は芸能やアートの分野で）のカミングアウト的要素も含まれている。こうしたメディア化現象は、同様に、テレビ番組のルポルタージュやラジオ番組での放送、それに患者本人または周囲の人たちによって書かれた「当事者関連本」の出版によって伝えられる。双極性障害について扱った当事者ブログやインターネット・サイトなどは、それこそ無数にある。

病気を公表する現象は、以前から知られている。そこには、双極性障害の脱スティグマ[1]（アンチスティグマ）化をすすめようとする肯定的な影響もある。こうしたアプローチは、患者の生活に重篤な支障を

（1）〔訳注〕スティグマとは、社会的な偏見や差別を助長させる徴《しるし》のこと。

及ぼす多くの慢性疾患にもみられるように、科学的な専門家集団や患者コミュニティによって支持されている。双極性障害は、個人の生活上でも職業面でも、当然ながら健康面全般においても多大な弊害をもたらす。こうしたメディア化には、もう一つ良い影響がある。それは、まだ診断がついていない人たちに、自分の状態について問いかけることを促す点である。その者たちは、自らの問題提起を通じて、治療やケアを受けてみようかと方向づけされる。最も大きいのは、精神科を受診してみようという気になることである。

〔双極性障害の〕メディア化は、流行りや通俗化による弊害も引き起こしかねない。私たちは誰もが、気分の揺れ動きを抱えているのだから、みんな「上がり下がり〔浮き沈み〕」があるものと理解している。双極性障害の概念を極端に拡大してしまうと、果たしてそれが本当に病気なのだろうかと誰もが自問せざるを得なくなる。私たちは、みんな双極性《バイポーラー》〔仏語読みで「ビポレール」〕なのだろうか？　双極性を抱えて苦しむ人たちを生み出しているのは、むしろ現代社会ではないか？

私たちが今日理解しているような、双極性障害に関する最初の記述は、遙か古代ギリシア時代にまでさかのぼる。「躁うつ病（ＭＤＩ〔maladie maniaco-dépressive〕）」という病名は、スティグマを生じるとまでは言わなくとも、重い意味合いを孕《はら》むゆえ、一九八〇年代以降、「双極性障害 trouble bipolaire」という、より時代に合った呼称へと変更された。今日、その原因や遺伝的・生物学的・心理的な諸要因は、より知られてきている。そうであっても、双極性障害は脳の疾患が問題であると果たして言い切れるだろうか？　双極性障害は、考えうる発症誘発因子に応じて間欠的に進展していく循環性の病態であるならば、この病気の急性期や、経時的に慢性化すると、どのような徴候が現われるのだろうか？　双極性障害は、他の精神医学的問題と関連しているのではないか？

双極性障害の治療において、リチウム塩製剤が常に中心となる治療薬であるとすれば、双極性障害を抱えた患者さんに適したその他の薬物治療や心理療法とはどのようなものだろうか？　患者さんに寄り添っている近しい人や、周りの家族は、いかなる立ち位置や役割を担っているだろう？　常に論争の的となってきた電気けいれん療法は、かつては躁うつ病に対して使用される第一選択の治療法であった。電気刺激による治療法は、今もなお主要な治療手段なのだろうか？

最後に、双極性障害について概略するにあたり、双極性障害と創造性との（しばしば強調される）関係性に言及しておきたい。双極性（障害）は、芸術家《アーティスト》たちに、より頻繁にみられるのだろうか？　米国で二〇一四年以降、そしてフランスでは二〇一五年以降、フィンセント・ファン・ゴッホの生誕日である三月三十日は「世界双極性障害デー」(2)に選定された。双極性障害を患う人たちの心理状態は、何か特別

（2）二〇一四年の国際双極性障害財団（IBPF）、国際双極性障害学会（ISBP）、およびアジア双極性障害ネットト→

なものをもたらすのだろうか?

こうしたすべての問いに対して、文庫クセジュ版の本書では、双極性障害について現在わかっている知識と、この病気に苦しむ人たちに長らく寄り添ってきた臨床経験に基づいて答えていこうと考えている。

↓ワーク(ANBP)により、三月三十日が世界双極性障害デー(World Bipolar Day)と定められた。これを受けて二〇一五年より、日本でも、この日の前後に、啓発活動「双極性障害デーフォーラム」が毎年開催されている。

第一章　みんな双極性《バイポーラー》？

ごらん　運河に眠るあの船
放浪《さすらい》の心を持って生まれた船たちを
お前のどんな望みでもかなえるために
あの船は世界の涯からここへ来る
シャルル・ボードレール(1)

私たちは、自らの望みを叶えたい、幸福を手にしたいと期待しながら、人生という運河の上を漂っている。しかし、ときには周囲の状況や他人に、失望したり、傷ついたり、心に傷を負うことが避けられない。それにより、私たちは否定的な感情や、悲嘆、苦悩のほか、深い絶望すら感じることもある。そうかといえば、あるときには、神様が普段以上に私たちに微笑みかけてくれるように思えたり、幸福な出来事が続けざまに起こったり、このまま終わらなければと密かに期待するほどの充足感を得ることも

(1)〔訳注〕「旅へのさそい *L'invitation au voyage*」『フランス名詩選』入沢康夫訳、岩波文庫所収。

ある。私たちの気分の内側にある、こうした放浪《さすらい》〔移ろいやすさ〕を認識することは、私たちの人生に奥行きを与えてくれよう。

I 正常な気分と病的な気分

私たちの気分は、一日の間や季節によって、また私たちの生活を彩るライフイベントによっても様々に変化する。私たちの内的体験が、多少とも肯定的な色彩を帯びていれば、自らの気分を内的な知覚とつなげやすい。しかしながら、気分というものに定義を与え、感情（情緒）や情動、情感（気持ち）や情念などと区別することは容易なことではない。こと正常な気分と病的な気分の識別に関しては疑問の一つであり、どうにもはっきりしない。

感情（情緒）émotion とは、私たちの生体がしばしば内的・外的な出来事に反応して作り出す、強烈で短期的な情動反応である。ダーウィニズムの展望(2)では、感情は動物界全体に共通で、しばしば行動上の表現を伴うとされる。その語源的意味（ラテン語の *motio*〔仏語 mouvement〕に由来(3)）は、特に感情の反応性、そして動的な側面を想起させる。感情とは、広義の意味合いでは、普段感じるような歓喜や熱狂、悲哀や郷愁から、よりかき乱される激高や嫉妬、憎悪、不安や陶酔といった感情に及ぶまで幅広く様々である。

情感 sentiment（あるいは情動・感情 affect、これらはほぼ同義と捉えられている）は、人間に特有のものだ。それらは、より安定した情緒的態度や、主観的な感情表出に反映される。情感とは、持続的で意識的に感じられるものである。私たちの親密さの原動力となるものに言葉を与えようとする、こうした〔感情をめぐる〕諸概念の意味合いには濃淡がみられる。恋愛感情は、より持続的で深い感情へと姿を変えうるし、それが最も高度なレベルであると情念を生み出す。

気分とは、一般的に用いられるような、周りの環境や状況と関連した一時的な（束の間の）精神状態ではなく、むしろ経時的に、より長期にわたり持続し安定した情緒的状態として理解する必要がある。気分について、それがわかりやすくとも非常に定義しがたい概念であることを認めつつ、ジャン・ドレイ[4]は自著『気分の変調 *Les Dérèglements de l'humeur*』（一九四六）の冒頭で、心理学的定義を提唱し、以

（2）〔訳注〕以下を参照、ダーウィン『人及び動物の表情について』浜中浜太郎訳、岩波文庫、一九九一年。
（3）〔訳注〕英語で movement「動作、運動」を指す。
（4）〔訳注〕ジャン・ドレイ（ドレー）Jean Delay（一九〇七–一九八七）、フランスの精神科医、フランス科学会会員。抗精神病薬の開発や世界精神医学会の創設に貢献した。邦訳書に『人間の精神生理』（三浦岱栄訳、↓

来、気分に関するフランス語圏のほとんどの辞典で参照されることになる。すなわち、気分とは、「あらゆる感情的かつ本能的な審級を豊富に備えた根源的な情緒的性向であり、私たち各々の精神状態に、喜びと苦しみの二極の間で揺れ動く、快と不快の調性を与えるものである」。

ジャン・ドレイは、当初から、気分の揺動(5)(揺れ)が、生来的に双極性であることを強調する。私たち一人一人が、その変動を生理学的に様々な度合いで感じている。したがって、何らかの気分の極端な揺らぎの特徴を評価する(その強度や持続において)には、正常と病的なものとを鑑別する上での訓練や経験を必要とする。この数年来、双極性障害に苦しむ多くの患者たちは、自らの病気の体験や経験を書き記す必要性を感じている。彼(女)たちは、しばしば、双極性障害の経過を通じて、うつ病相あるいは躁病相のときに体感される、通常とは全くかけ離れた内的状態の特徴について強調する。そのような当事者たちの証言は(極めて人間的で貴重な価値を持つものだが)、病気によって、ずっと昔から誰もが経験して来たような単なる「浮き沈み」といった気分のムラとは遥かに遠う次元に連れて行かれてしまうことを理解する上で貴重である。

米国の社会学者エミリー・マーティン(6)は、近年、次のような学説を提唱している。それによると、米国において、ますます高まる個人への要求水準と、あらゆるジャンルにおける過剰刺激によって支配された現代生活は、強烈な感情的反応を喚起して、双極性の主体で構成された社会を作り出すに至った。

（双極性の主体［患者］は）、情報媒体に間断なく接続しており、それらがまぎれもなく脳の外側のハードディスクとなって地球全体と繋がっているのである。

Ⅱ　双極性障害の概念史——古代のメランコリー・マニーから現代まで

1　古代（ギリシア・ローマ）以降

それでも、西洋文化において気分と医学の関係は深く、古代ギリシア時代にまでさかのぼる。紀元前五世紀に、気分に関する理論が『ヒポクラテス集典』のなかで解説されている。この集典は、六十数編もの著述を編纂したもので、そのうちのいくつかはヒポクラテス自身の手によるものだが、その他はギ

→文庫クセジュ、一九五二、一九七〇年）、『精神身体医学序論』（村上仁、木村定、中江育生訳、文庫クセジュ、一九六〇年）などがある。

（5）〔訳注〕原語 oscillation は、物理学で振動、振幅を指す。

（6）エミリー・マーティン『双極性の世界へようこそ——米国文化における躁とうつ *Bipolar Expeditions: Mania and Depression in American Culture*』、二〇〇九年、Princeton University Press 社。

リシアのヒポクラテス学派の弟子たちによるものとされている。彼らは、ソクラテス以前の哲学に、その基礎づけを見いだした。例えば、エンペドクレスにとって、世界はおよそ四大元素（水、土、火、空気）によって構成されている。同様に、ヒポクラテスの娘婿のポリュボスは、四種類の気分を識別した。「人体には血液、粘液、黄胆汁、黒胆汁が含まれている。これこそが人体の本質を構成するものであり、病気や健康の原因となるものである」[7]。

気分は、季節に応じて変化するとみなされているが、それが行き過ぎると病気の原因になる。『ヒポクラテス集典』の格言（警句 VI, 23）曰く、「不安や悲しみがあまりにも長く遷延するようなら、それは黒胆汁質のひとである」（ギリシア語で *cholé melaina*、フランス語の「メランコリー mélancolie」のもとになった）。さらに六世紀ほど時代は下って、ローマ皇帝の侍医であったペルガモのガレノスは次のように述懐している。「ヒポクラテスは、メランコリーに固有な症状のすべてを二つの特徴に基づいて正しくまとめ上げていよう。それは不安と悲哀である。〔中略〕黒胆汁の色が暗くなると、闇がそうであるように、知性の中枢を鈍らせながら不安を生み出すのだ」[8]。ギリシア・ローマ文化において、黒胆汁とメランコリーとの関係は、それゆえに意味をもち、因果関係があるものなのである。

メランコリーと同様、「マニー manie」という言葉もギリシア語由来である。その医学的な意味は、通常使われている強迫的な儀式行為を思い描かせる意味合い〔英語でマニアを指す〕とは大きくかけ離れているのだが、それは語源的ルーツからみればはっきりする。マニア *mania* とは、ギリシア語で「焦燥」、「精神錯乱（妄想《デリール》）」、「激高」を意味する。したがって、古代ギリシアの医師の診察技法からみれば、マニーとは、発熱はなく、焦燥を伴った妄想のことを形容する。

もう一つのギリシア語であるチモス *thymos* は、精神医学用語のなかで、大いなる将来性が定められた言葉である。チモスとは、魂や心《こころ》[9]のことを形容して、そこが欲望や感性の座であると考えられている。フランス語でチモスは「チミー thymie」という言葉になったが、それは気分と同義語である。*eu-* という前頭辞は、「良い（良好な）」を意味するので、「ユーチミー euthymie」とはうつ病あるいは躁病相とは異なる、気分の安定した状態〔正常気分〕を指す。反対に、「ディスチミー dysthymie」は、比較的、持続して気分が沈んでいる特徴を指す。ただしその状態は、明確な病相としてのうつ病エピソードを構成していない。最後に、「チクロチミー cyclothymie」とは、同じ人物のなかで、気分の陽気さと、陰気さあるいは不機嫌さが交互に現われる特徴を持った気質を表わすときに用いられる。

（7）ヒポクラテス／ポリュボス「人間の本性 *De natura hominis*」。

（8）ガレノス『感情の座 *De locis affectif*』III, 10、仏訳 Ch. Daremberg、一八五六年。

（9）今日知られている最古の医学文書は、紀元前十六世紀頃に書かれた古代エジプトのエーベルス・パピルスである。「心臓概説」とされる論文中には、うつ病のいくつかの症状について記述されている。

現在わかっている知の状況から、精神医学史家の間では、マニーとメランコリーとの関係について最初に記述したのは、紀元一世紀頃にギリシアの医師であったカッパドキアのアレタイオスとするのが通説となっている。アレタイオスにとって、メランコリーはマニーの始まりにみえたようである。このアレクサンドリアの医師の臨床観察は、アヴィセンナ〔イブン・スィーナー〕(九八〇―一〇三七)によって著された『医学典範〔カノン〕』のなかでも改めて取り上げられた。気分についての理論は、ヒポクラテス医学とともに中世からルネサンスの時代まで生き延びることになる。

2 ルネサンスから近代

こうした諸概念が発展していくのが、まさに近代においてである。それには、三人のイギリスの大学関係者が貢献している。一人目は、オックスフォード大学の英国国教会聖職者、ロバート・バートン(一五七七―一六四〇)である。彼は、『メランコリーの解剖学 *The Anatomy of Melancholy*』と題された、その後、何度も繰り返し増補されている大著を書き起こしている。バートンは、洗練されたラテン語の文学や哲学といった広い教養を通じて、メランコリーについての膨大な引用文献を集めた。とりわけ、恋愛性や宗教的なメランコリーについて強調しながら、メランコリーの様々な形態について記述している。

バートンから数十年遅れて、同じくオックスフォード大学にて、脳解剖学の父とみなされた医師トーマス・ウィリス（一六二一―一六七五）は、メランコリーとマニーを神経系疾患の中に分類していた。最後に、エジンバラ大学のウィリアム・カレン（一七一〇―一七九〇）は、カッパドキアのアレタイオスの仮説に改めて目を向け、メランコリーとマニーとを関連づけるなかで、その関係性を脳の機能的異常の影響によると考えた。

十九世紀初頭、パリの病院医学派[10]はまさに盛期を迎えていた。ミシェル・フーコーが『臨床医学の誕生』（一九六三）において展開した理論によると、啓蒙主義の精神の合理性は、医科学的アプローチの中で煎じられて、様々な医学専門分野への分化の発展に貢献したという。パリ病院医学派の中心人物の一人であったフィリップ・ピネル（一七四五―一八二六）は、『精神疾患あるいはマニーにおける医学哲学的治療[11]』を一八〇〇年に出版した。

精神疾患 aliénation mentale[12] は、当初、理性と判断の障害に原因を有する固有の概念と考えられていた。感情や情動が精神疾患の原因となりうるという考えは、おのずから生じたのではなく、あとから

(10)〔訳注〕以下を参照、アッカークネヒト『パリ、病院医学の誕生』舘野之男訳、みすず書房、二〇一二年。
(11)〔訳注〕邦訳『精神病に関する医学・哲学論』影山任佐訳、中央洋書出版部、一九九一年。
(12)〔訳注〕aliénation mentale は精神疎外とも。

付け加えられたものと思われる。この当時、「マニー」という言葉は、現在の双極性障害の枠組みを超えた病的状態までカバーしていた。同様に、「メランコリー」という用語も、現代医学の枠組みを超越して領域横断的である。というのも、この言葉は、数世紀来、文学、詩、哲学といった西洋文化に浸透しているからだ。ピネルの弟子であるジャン＝エティエンヌ・ドミニク・エスキロール（一七七二―一八四〇）は、この多義的な用語の使用をやめて、かわりに「リペマニー lypémanie」、文字通りギリシア語の原語で「悲哀性狂気」という意味の呼称の使用を提唱した。エスキロールは、この病態が秋になるとより頻繁にみられることを指摘している。

マニーとメランコリーとの結びつきについて、二人のフランス人医師が、概念の革新に決定的な里程標を打ち立てた。二人は、マニーとメランコリーが、一つの同じ病気とみなす記述を、どちらが先にしたのかをめぐって対立し論争した。一方のジャン＝ピエール・ファルレ（一七九四―一八七〇）は、それを「循環精神病 folie circulaire」と呼び、他方のジュール・バイヤルジェ（一八〇九―一八九〇）は、「重複型精神病 folie à double forme」と呼んだ。一八八三年に、バイヤルジェの弟子の一人アントワーヌ・リティ（一八四四―一九二〇）が、この疾患についてフランス語ではじめての概論を出版した。その題名は、『重複型精神病、循環精神病、交代性精神錯乱の臨床概論』である。

十九世紀の潮流の中で、ライン川流域において専門医学としての精神医学が胚胎する。フランスとドイツとの科学的交流は、したがって、より密接なものとなる。例えば、フロイトと同年に生まれたネウストリア地方出身のエミール・クレペリン（一八五六―一九二六）は、自らの教科書『精神医学概論』を数度にわたって改訂した。その改訂第六版（一八九九）の中に、「躁うつ病 *Manic Depressive Irresein*」（文字通りには「狂気 folie」、ドイツ語で「*Irresein*」）という表現がはじめて現われた。クレペリンは、エスキロールと同じく「メランコリー」という用語の使用をやめ、ファルレとバイヤルジェに敬意を表して、この病気について「私たちになじみのあるものにしてくれた」と著書のなかで記している。躁うつ病と、それから反復性うつ病、気分循環症《チクロチミー》、気分変調症《ディスチミー》とを、同じ一つの集合体〔疾患単位〕にまとめ上げた、躁うつ病についてのクレペリンの概論は、今日、病態に関する最初の現代的な記述とみなされている。

二十世紀前半になると、「躁うつ病」〔psychose maniaco-dépressive. 字義通りだと躁うつ精神病〕という表現がもっぱら用いられるようになった。だが、ヨーロッパの複数の精神科医たち――その中にはカール・レオンハルト（一九〇四―一九八八）やカール・クライスト（一八七九―一九六〇）がいた――は、なおもスティグマ的な響きをもつこの呼称の代わりに、「双極性障害」〔*zweipolig* ドイツ語で両極あるいは二極性を表わす〕、すなわち、この疾患を特徴づける躁とうつの変動性を形容するような表現の使用を提案した。実際、双極性障害の患者がみんな精神病症状を示すわけではないために、「躁うつ」という形容詞は、かつての精神医学のイメージを想起させてしまい、現代的な治療やケアの概念にそぐわないことがある。同じ頃、カルロ・ペリス（一九二八－二〇〇〇）は、双極性障害と、一方の極性にしか変動しないことから単極性と呼ばれる反復性（うつ病性）障害との二分法を打ち立てることを提唱した。

3　現代的な意味

前述したような提言は、国際的には一九八〇年に米国精神医学会（APA）が出版した精神障害の診断・統計マニュアル第三版（DSM－Ⅲ）のなかで正式に承認された。DSM－Ⅲの改訂版では、新クレペリン主義の観点から、双極性障害と単極性（うつ病性）障害が「気分障害」の中にひとまとめにされた。一九九二年、世界保健機関（WHO）の国際疾病分類（ICD－10）の第二版でも、同じく双極性障害という呼称が採用された。二〇一三年に出版されたDSM－5において、米国精神医学会は気分障害という枠組みを取り去り、双極性障害と反復性うつ病とを、おそらくそれらが別個の病因と想定されることを理由に、診断学的に分離した。今日の米国精神医学会の見解は、躁うつ病の専門家たちの間で古くからなされてきた議論に則って方針が決められている。優先されるのは、果たして（精神）障害の循環性か、それとも再発性という特徴か、あるいは病的エピソードの（一つまたは二つの）極性であるのだろうか？

この二十年ほどの動向は、スイスのジュール・アングストや米国のハゴップ・アキスカルといった現代の精神医学者たちの影響のもと、「双極スペクトラム」概念の出現によって特徴づけられる。現象の絶え間ない連続体としてのスペクトラム〔スペクトル〕概念は、しばしば、色彩理論の科学的基礎づけをしたアイザック・ニュートンによるとされる。スペクトラム概念を医学に応用すると、正常と病理との連続性 *continuum* を説明することが可能になる。

双極性障害の領域におけるスペクトラム概念は、この病気の多少とも顕著にみられる様々な形態を結集させることを可能にする利点がある。ただ、そのうちのいくらかは、気分の自然な変動との境界にあるのだが。今日、双極スペクトラム概念を過剰に拡張したことに対して、数多くの批判の声が上がっている。正常と病的な気分の状態を見分けることの困難さは、過剰診断を導いて、不適切な治療法の導入につながる危険性も孕《はら》んでいるからだ。

一九八七年のDSM‐Ⅲ改訂版の出版以降は、専門家の合意に基づき、双極性障害のⅠ型とⅡ型の存在が今日では認められるようになった。それは、十九世紀の記述やエミール・クレペリンの総論とも合致している。Ⅰ型は、少なくとも一回の重度の躁的興奮状態と、繰り返しうるうつ病相の存在によって特徴づけられる。それに対して、Ⅱ型は、軽躁と呼ばれる軽～中等度の興奮状態と複数回の抑うつエピソードのみ含まれる。双極Ⅰ型とⅡ型との間には、相対的な安定性が存在しているようで、Ⅱ型からⅠ

型への移行、すなわち双極Ⅱ型障害の経過中における、特徴的な重度の躁状態の出現は一五%しかみられない。その一方、双極Ⅰ型障害に罹患した患者が、重度の躁病エピソードの発作間欠期に軽躁状態を呈することは起こりうる。

気分循環症〔気分循環性障害〕には、ある特別な診断学的地位が与えられている。それは、軽躁的な穏やかな興奮性を示す病相と、症状の数やその程度が典型的なうつ病エピソードの診断基準を十分に満たすほどではない軽微な〔閾値下の〕抑うつ状態とを繰り返すことと関連する。気分循環症は、双極性障害の減弱した形態であり、一つの気質《テンペラメント》ともいえよう。

Ⅲ　感情気質

フランス語では大抵の場合、「気質《テンペラモン》 tempérament」と「性格《カラクテール》 caractère」は、同義と捉えられている。それらの医学的な意味は古代にまでさかのぼり、ガレノスの著述にその起源を見いだすことができる。ガレノスによると、四種類の気分は、四つの気質〔多血質、胆汁質、憂鬱質、粘液質〕によって表わされ、それぞれが何らかの病気の性向をもたらすとされる。ルネサンスの時代、この教義〔四体液質〕

五タイプの感情気質の主要な特徴

気質	臨床的記述
循環気質	気分不安定性、活力や運動・知的能力の変動性
発揚気質	快活、開放的、おしゃべり、短時間睡眠の習慣、陽気な性格
抑うつ気質	自らの環境への否定的な認知傾向、変化への恐怖、敏感さと愛他主義
不安気質	将来への不安や悲観的予期、悪い知らせを受けとるのではという恐怖
焦燥気質	衝動的傾向、論争好き、頻回の酩酊

は哲学的（新プラトン主義）および占星術的な含意に富むようになる。憂鬱質は、太陽系で最も遠くに位置する土星の影響を受け、したがって最も冷淡とされる。

十九世紀、そして二十世紀になると、「気質」概念は、脳の生物学的知見や発達心理学の発展の影響を受けて改めて現代精神医学の文脈のなかで進展していく。感情（情緒的）気質概念には、合意の得られた定義は存在しないものの、生涯を通じて捉えうる感情や行動を発現させる、ある一定の安定した性格特性 trait の存在によって特徴づけられる。

感情気質は、正常と病理の境界に位置する。双極性障害を発症していない人でも、こうした気質がみられれば、それは双極性障害の誘発因子、あるいは非常に減弱した形の双極性障害として捉えることもできる。通常、上記の五タイプの感情気質で記述される。それは、循環気質、発揚気質、抑うつ気質、不安気質、焦燥気質である。

ハゴップ・S・アキスカルのような専門家によると、感情気質は「双極スペクトラム」のなかに統合される。双極スペクトラム概念の擁護者たちは、従来の双極Ⅰ型障害、双極Ⅱ型障害に加えて、以下のように疾患概念を拡大する。反復性の抑うつエピソードと薬剤（とりわけ抗うつ剤）誘発性の軽～中等度の興奮相（軽躁）の存在によって定義される双極Ⅲ型、反復性うつ病性障害と循環気質とが結びついた双極Ⅱ½型、そして反復性うつ病性障害に発揚気質とが結びついた双極Ⅳ型などが付け加えられている。

循環気質は、精神医学においておそらく最も研究されている領域である。というのも、循環気質とは気質であると同時に、減弱した双極性障害とも考えられ、その考え方はDSM－5（二〇一三）でもオプションとして取り上げられているからである。双極性障害（Ⅰ型またはⅡ型）の患者の近縁者に、より頻繁に循環気質が見いだされている。循環気質は、また同時に、双極性障害の誘発因子ともみなしうる。典型的な抑うつエピソードを患っている小児や青年期、また成人の患者でも、循環気質を示していれば、その後の経過で双極性障害に進展するリスクがより高いことになる。

もっと一般的な言い方をすれば、循環気質の人の三分の一は、将来的に双極性障害に進展するということだ。感情気質は、〔双極性障害という〕病気の脆弱性の指標《マーカー》として捉えられよう。双極性障害を発現した時も、背景の感情気質が、症状の表出やその転帰にやはり影響することになるだろう。

Ⅳ　双極性障害の発病

1　頻度

疫学とは病気の頻度を調べる医科学であり、主に以下の二つの指標が用いられる。一つは有病率prevalenceつまりある特定の病気を患った人の割合で、もう一つは発生率（罹病率）incidenceで一年間に新たに事例化した割合である。ヨーロッパや北米圏、アジアにおける双極性障害の頻度は、比較的安定した数値で一致している。

双極Ⅰ型障害の有病率は〇・六％で、双極Ⅱ型障害は〇・四％である。これに一般に、特定不能の双極性障害というカテゴリーが付け加わる。これには躁病やうつ病のエピソードの診断基準を満たさない症状を呈する患者が含まれるが、双極スペクトラムに組み込まれている。平均有病率は二・四％で、したがってフランスでは一五〇万人程度に該当する。北アフリカや中東では、有病率がもっと高いとされる。研究結果の数値に変動がみられる原因は、おそらく、こうした疫学研究に利用される測定方法の質（質問紙や評価法の違い）といった方法論上の問題によって説明づけられよう。だが、それだけではなく、たとえ非常に経験豊かな精神科医ですら、適切な診断を下すことの困難さに遭遇する。何しろ診断が異なったり誤診される率は、実に半数近くのケースに及ぶと見積られているからだ。

2　特徴

双極性障害は、再発率が極めて高いことが特徴である。九割近くが再発し、その大部分は初回エピソード発症から二年以内に好発する。再発した場合、その七割はうつ状態を呈する。双極性障害は、性別に関わらず等しく罹患し、したがって男女比率は一対一である。しかし、躁病エピソードは男性により多く認められるため、男性では双極I型障害を多く呈することになる。その一方、女性では特にうつ病相が多くみられることから双極II型障害が多い。

さらに、双極性障害の予後や転帰は、女性の場合に複雑化する。女性では他の精神障害（不安障害や薬物依存症）を併存しやすく、自殺企図も多い。再発時期における季節性の影響も、男性よりも女性のケースで目立つ。双極性障害は、周産期と呼ばれる時期にも現われ、出産に続いて誘発されることもある。初回の双極性エピソードを呈した患者の七％は、分娩を終えた時機に発症している。周産期の九割のケースで、躁病発作を呈している。産後（周産期）発症は初産婦に多いが、この形態の双極性障害は、割と良好な転機を辿るようである。

3　発症年齢

発病年齢に関して、今日のいくつかの研究では、（好発年齢は）思春期の終わり頃と若年成人期であるとした一世紀以上前のクレペリンの臨床観察が実証されている。六五％のケースで、病気は成人前（十八歳以前）に発現し、双極性障害患者の九割は五十歳以前に発症している。

いくつかの研究報告では、「早期発症型双極性障害 *early-onset bipolar disorder*」と称される二十一歳以前に出現する病気の形態に関心が注がれている。この場合、家族負因や、高い精神科併存症リスク（依存症など）、いくつかの治療への反応性の乏しさ、典型的でない（非定型的な）初回エピソード症状などが見受けられる。最後の因子（非定型症状）は、誤って統合失調症と診断され、不適切な治療を施されてしまうことがある。初発エピソードの発現時期から双極性障害という診断に至るまでの期間は、ヨーロッパ圏や米国で実施された大部分の研究でも八年から九年を要すると報告されている。

英語圏の医学生の間で冗談まじりに囁かれる諺「*no manic before pubic hair*（色気づく前に躁病なし）」は、双極性障害は思春期以前にはみられないことが強調される。最近のヨーロッパや米国で実施された複数の疫学研究によると、発症が低年齢化しているようである。全く逆説的《パラドキサル》なことだが、現在の潮流では、双極性障害の過剰診断を回避しながらも早期発見・早期介入を助長させている。

双極性障害は、大多数のケースで思春期の終わり頃より現われる。とりわけ躁病の場合、初発エピソードが成人期と比べて典型的な発現をしないため、統合失調症と誤診しやすくなる。この年齢では、躁病発作に伴い幻覚や妄想観念が極めて頻繁に生じやすい。反対に、初発エピソードがうつ状態（うつ病相）であると、症状面では悲観的というよりもイライラ（易刺激性）や異様に攻撃的な行動が目立つようになる。

双極性障害が思春期に発症すると、その後の生活は、より高い再発リスクにみまわれることになる。精神疾患をより頻繁に併存（不安障害や依存症）し、事例の約四割近くが統合失調症様の病態および転帰を辿ることとなる。

双極性障害の思春期以前の発症は極めて稀である。一世紀前のクレペリンは、〇・四％と見積っていた。一九九〇年代以降、小児の双極性障害の発症の実態を解明すべく、数多くの研究が実施された。思春期事例の場合以上に、それらの症状は極めて異なっているようである。イライラ（易刺激性）、攻撃性、行動障害が、重要な位置を占めている。小児期双極性障害は、米国において爆発的に増大し、その発生率はこの十年間で四〇倍にまで増大している。

米国内も含めて、こうした過剰ともいえる診断の蓋然性《がいぜんせい》に対して、数多くの批判的意見があがっている。確かに、こうした国々において米国精神医学会の診断マニュアルの基準に当てはまる精神障害であれば、それにあわせて適切な心理教育や治療を受けられるという恩恵はあるだろう。子どもの情緒的調整不全を見立てるにあたり、二〇一三年に発刊されたDSM－5では、従来みられた診断学的膨張（インフレーション）を抑止すべく「重篤気分調節症DMDD（Disruptive Mood Dysregulation Disorder）」という診断カテゴリーが新たに作られた。

また人生の後半〔初老期、老年期〕においても、五十歳以降に発症する際には「遅発性」双極性障害と呼ばれる。この場合、以下のようないくつかの特徴がある。家族に病歴が乏しい、病相エピソードがあまり長く持続しない、しばしば急性期の病相に抑うつと躁病双方の要素がみられること、など。したがって、これらは「混合性」と評価される。五十歳以降では、多少とも典型的な躁病やうつ病症状を呈しうる神経（内科）疾患を鑑別することが望ましい。これから長寿社会がますます進むと、高齢世代における双極性障害の研究が大いに発展するものと予測される。すなわち、双極性障害とは、生涯を通じてどの年代、いかなる時期にも起こりうる病気なのである。

第一章のまとめ　**自分は双極性《バイポーラー》？——いま、わかっていること**

▼誰にでも双極性の気分はあります。

▼典型的な双極性障害の罹患率は一般人口の一％程度ですが、減弱された形（ソフトバイポーラー）も含めると二～三％とされ、フランスでは一五〇万人ほどにのぼります。

▼マニーやメランコリーの医学的概念は、古代ギリシア時代にまでさかのぼります。近代的な躁うつ病という記述は、十九世紀末に起源があります。

▼双極性障害という名称は一九八〇年代末に国際的に認められるようになりました。

▼双極性障害は、多くの場合、思春期を過ぎた頃や若年成人期に発症します。非常に早期、またはもっと遅発性に出現する形の病態もあります。

▼頻度は性別に関係なく同じくらいですが、女性のほうがうつ病エピソードが多く、予後も良くないとされています。

第二章　双極性障害の様々な徴候

脳や動物の精神は、メランコリーになると煤煙《ばいえん》によって曇らされる。躁《マニー》は、煤煙を散らして明るくする火事になぞらえられることができよう。

トーマス・ウィリス(1)

気分の病的な交代性の病相変化が、双極性障害という病気の中核をなしている。躁病発作〔躁病急性期〕とは、患者の日常から完全に切断された状態を意味する。躁病は、本格的な森林火災とみなすことができよう。それに対し、軽躁の病相とは、いくぶん火のくすぶった状態であり、うつ病エピソードとは、火の燃えかすや灰が積もった状態になぞらえることができよう。

(1)〔訳注〕ジョルジュ・カンギレムによれば、ウィリスは反射運動概念を確立させた医学者に位置づけられる。(『反射概念の形成――デカルト的生理学の淵源』金森修訳、法政大学出版局、一九八八年)

Ⅰ 躁病エピソード、軽躁、うつ病エピソード、混合状態

1 躁病エピソード

精神医学的な意味で、マニー〔躁〕とは、語義的に「焦燥性の妄想」を指し示している。躁とは、双極Ⅰ型障害〔双極性障害Ⅰ型〕に特徴的で、最も古くから記述された精神障害である。躁は主として以下の三つの領域に影響を及ぼす。つまり、気分、思考〔認知〕、〔運動性および全般的な〕行動である。

感情的な動揺は、全体的にみられる。患者は、周囲の環境の刺激のすべてに対して非常に揺れやすい。気分は異様なほど気まぐれで、驚くほどの運動上の興奮〔暴走〕を示す。すなわち主体は、じっとしていられず、常に落ち着かず、昼夜問わずイライラして、頻繁に不眠が生じて、数日の間は全く眠れないこともある。DSM－5では、活力や運動性活動の病的な増大は、今日では躁の主要な基準〔クライテリア〕と考えられ、それに加えて気分の過剰な高まり〔爽快気分〕があること、少なくとも一週間持続することが基準として挙げられている。

会話量はとても多く、まさしく言葉の下痢という表現を想起させる〔「多弁」と呼ばれる〕。発言内容は妄想的となって、爽快感やイライラした気分と一致して誇大妄想を呈したり、反転して迫害妄想に陥

躁病エピソード中に生じうる主要症状

特徴的な気分	・多幸感 ・悲哀感（悲嘆） ・外向性 ・易刺激性（イライラ） ・不安定性
生じうる思考／認知の変化	・誇大妄想 ・迫害念慮 ・幻覚（幻聴が最も多い） ・思考促迫や観念奔逸 ・妄想的観念
運動性および全般的行動	・（行動上の）過活動 ・不眠（睡眠欲求の減少、しばしば睡眠剝奪となる） ・際限なく書く、支離滅裂な記述内容 ・多弁 ・派手になる、大声で歌う ・脱抑制（過度な露出、性的逸脱） ・浪費 ・攻撃性、暴力

ることもある。

躁病の最も重篤な形態であると、患者は幻聴にも苦しめられる。双極I型障害に罹患している患者のうち、約半数近くの症例では、躁病やうつ病相の経過中に精神病症状（つまり妄想的観念や幻覚）を呈する。

大部分のケースで、患者は、躁状態という自らの病態の極端な特徴に対して全く自覚がないものだ。そのため、患者を保護するために、非自発的入院とせざるをえない場合が極めて頻繁に生じる。入院中はもちろん、医療チームによって必要なケアがきちんと提供されることになる。入院は、そもそも躁病エピソードの診断基準の一つとして考えられていた。

行動面の障害は、本能的な重度の逸脱や社会適応の喪失を伴うことが極めて頻繁である。躁病発作は、〔かっては〕薬物治療が奏功するまでに二〜三か月（時には八か月近くも）ほどかかり、〔過活動に伴う〕脱水や事故によって死に至る可能性すらあった。

躁的なエピソードは、しばしばストレス性、もしくは強度の情緒的出来事に引き続いて生じるか、ライフサイクルにおける動揺性の環境の中で、一般的に数日以内という短い期間のうちに急速に突如として生じる。（大麻やコカインのような）中毒性のある物質乱用も同様に、躁病エピソードを生じる可能性がある。再発リスクは極めて高くなり、適切な治療が行なわれないと九割の確率で再発する。

入院すると、その期間中に、主要な躁症状は、一般に三週間から四週間ほどで軽快する。その代わりに、患者が完全に（知性、人間関係、仕事などでの）機能を正常に取り戻すまでに数か月の回復期を要する。半数近くの事例では、躁病発作の後に、典型的なうつ病エピソードが生じてくる。これは、躁状態によって引き起こされた脳内の生物学的変調の余波とみなすことができよう。

なかには、これは男性の事例で多いが、二次的もしくは初発のうつ病相のない、単極性の躁病相しか認められない双極性障害のタイプ〔単極性躁病〕もみられる。

双極性障害の当事者ヴェロニク・ドゥフィエフ（Veloniqne Dufief）氏の証言
——躁病エピソード体験について

私がはじめて病気を患い、精神科に入院するきっかけになった妄想突発 bouffée délirante《ブッフェデリラント》〔急性一過性精神病性障害〕を生じたのは二十五歳の時でした。その頃、私はフォントゥネ - サン - クロードの高等師範学校の学生でした。それは、意欲が何にもなくなったことから始まったのです。それまで夢中だった文学に対しても、全く興味がなくなってしまいました。私はある時期、自然回帰しようという夢想を抱えて、「水と森林 Eau et Foret」という環境団体の技術者になろうと新たな方向づけをしていたのです。ところが、そのことばかり考えて頭を働かせていることに正直うんざりして、疲れ切ってしまったのです。しかも、その技術研修を修了するには、改めて読書に没頭しなくてはいけないと気づいた時、その勢いも低下して、名状しがたい落胆に打ちのめされた心地になりました。病気を発症するまでの数年間、私は文字通り「狂ったように」、毎日十二時間から十四時間の勉強を一週間休みなく、三年間続けていました。その結果、高等師範学校入学試験、中等教育教員適性証、教授資格試験と三つの試験に次々に受かりました。過労（つまり勉強のし過ぎ）だったのは、当時の私にとっては、自殺念慮が生じるまで揺れ動くことのある自分の不安を抑えるために見いだした唯一の手段だったのです。

私はとうとう、自分自身と向き合って、すべてが嫌になってしまったのです。本をすべて投げ捨てたくなりました。私はパリの街を彷徨い始めて、まるで安物のガラクタのごとく、導かれるまま街の喧騒に身を任せました。「止まれ」を意味する赤信号が、私のすすむ道を導いてくれる彼方から到来するサインとなって「あの世」へ行くのをとどまらせてくれたのです。私はとりつかれたように教会に足しげく通い、そこで大声で歌ったりしました。私はATD Quatre-Monde〔NPO慈善団体の一つ〕を訪れてみました。支援を申し出るため、あるいは自分が支援を受けるためだったのでしょうか？　私は路上生活者（SDF）たちと一緒に長々と話をすることもありました。貧困《ミゼラブル》のなかに生きる彼らが、まるで私自身の秘密を教示してくれるかのように。

私は、シャルトルに巡礼の旅へと向かいましたが、相変わらず同様の苦悩によって急き立てられていました。教会で私は司祭に告解しましたが、ほんのわずかでも安心を得られることはありませんでした。私はかつてないほどの孤独や絶望の入り口に立ったのです。私の頭の中はすべてがこんがらがってしまいました。私は不安とともに、神が何を私に期待しているのだろうかと自問しました。霊的な祈りの晩の集いの時、私は祈りを高らかな声で「主よ、私を首枷《かせ》から救い出してください！」と祈りを捧げました。その二日後、私は病院内にいました。実際、すべてが解体していったのです。あの日の晩、私はひっきりなしに書き始めました。夜が明けるまで、私は可能な限り書き続けました。画紙、絵葉書、ばらばらの紙片、ノートに丹念にはった付箋にまで。ほとんどが宗教的な意味合いを伴った拠《よ》り所を見境なく押し流していく精神の流出を阻止することは不可能でした。それらは、一〇〇一個もの異常な岩滓《スコリア》でごっちゃになっていたのですが、私にとり、その意味は自明かつ明白であったのです。私は想像の中で、光り輝くような空の上を飛んでいました。まるで駆け巡るように、天空を走り回っていたのです。まるで世界の秘密が私にだけ理解できるかのように、光のもとで明らかとなり、うっとりするような気持ちでした。すべてが世界を超えた、光の中の泉に流れていきました。私は、次々と予言めいたことすらできたのです。

その翌日、ENA《ノルマリアン》の学生たちに、時に少しばかり優秀すぎて、ただ破滅的な破綻までは至らない、この類いの精神の横溢を知悉していた校長から、ある友達のところに相談に行くことをすすめられました。その校長の友達は、私に起こったことをよくわかってくれて、きっと手助けしてくれるというのです。そういうわけで、私はまさしく「座礁」してしまっていたのです。なぜならこれは、私という帆船にとって、本物の難破でしたから。ヴィルジュイフ〔パリ近郊〕にあったポール・ブルーズ病院に行くと、そこには、ボンパール医師という、今はもう亡くなられていますが、すばらしい先生がおられました。先生は、私に休息が必要であること、精神的な治療支援とケアを行なうには、病棟が一番良い場所であることを納得させてくださいました。

私はそこに三か月入院し、そのあと四か月ほど療養（回復期）病棟で過ごしました。私は一千個もの〔ばらばらになった〕破片のようでした。その後、数年かけて、私というかけがえのない、けれども砕け散った壺を再構築するために、考古学者のような緻密な分析作業を行なわなければいけませんでした。私の心と身体は、荒廃していたのです。

2　軽躁状態

「軽躁《ヒポマニー》 hypomanie」という用語は、元々ドイツの神経精神医学者エマニュエル・メンデル（一八三九—一九〇七）の考案とされている。軽躁とは、減弱もしくは頓挫した躁状態と規定される。本章の冒頭に掲げたトーマス・ウィリスが記した火と煙の隠喩に再びなぞらえるなら、軽躁状態とは、限定的な火事と言えよう。妄想的観念や幻覚症状を除外すれば、ほとんどの躁症状が認められるとしても、持続期間（DSM—5によると、少なくとも連続した四日間）および重症度において限定される。三分の一の事例では、抑うつ症状も関連して認められる。

軽躁状態の患者は、自分は調子が良い（元気だ）と感じていることがよくある。活力（エネルギー）に満ち、アイディアに溢れて、おしゃべりで、気分は陽気でも怒りっぽさはほとんど認められない。睡眠欲求は一晩に三〜四時間ほどに減少する。周りの人たちは患者の普段の正常なパーソナリティと異なった行動や振る舞いの顕著な変化に気づく。だが、患者本人が軽躁エピソードを自覚するのは半分にも満たない。当人にとっては、多幸感よりもむしろ活力（エネルギー）増大のほうが容易に同定できるだろう。

軽躁と正常との境界は、躁状態の場合よりも輪郭が不鮮明である（軽躁と発揚気質との間はさらにそうだ）。それでも、軽躁状態という病相が、典型的なうつ病エピソードと組み合わさると双極Ⅱ型障害として定義づけられて、まさしく病的な状態とみなされる。双極性障害自体には性差はなくとも、女性は男性よりうつ病に罹りやすいとされ、双極Ⅱ型障害にも罹患しやすい。双極Ⅱ型障害では自殺リスクが増大し、一般人口と比較して離婚率や失業率も高くなる。軽躁の及ぼす職業面や感情生活への少なからぬ弊害を鑑みると、その影響は無視できない。

3 うつ病相

双極性障害におけるうつ病相は、複数の形式をとる。たとえ、現行の国際分類（DSMまたはICD）では、典型的なうつ病エピソードとしてただ一つの診断基準［大うつ病エピソード］でしか記載されていないとしても、である。躁症状と同様、うつ症状も気分、思考、そして行動面に影響を及ぼす。悲哀、空虚感、内的な意欲低下は、患者にひどい無気力感をもたらす。知性や判断力が、ペシミズム（悲観主義）に支配される。しばしば悲観的思考や不安の反芻がみられ、それが自殺企図を誘発する温床となりえる。患者は実際、重度のメランコリー性の妄想に陥ることもある。自分が家族を破滅させてしまったと確信したり、下劣な大罪を犯してしまったという罪責感、さらには、世俗化した現在では極めて稀になったが、自らに天罰が下ったと運命づけてしまうこともある。

「メランコリー」という用語は、十九世紀の医学的見地からみても、すでに論争の的になっていた。しかし、文学、哲学的な反響の大きさゆえに、なおも精神科臨床から完全に姿を消すことなく、その名称を留めている。医学的にいうメランコリーとは、以下のいくつかの症状が支配的な、うつ病の特有の形式を表わしている。患者は、途方もない絶望や、極度の精神的苦痛（もしくは「道徳的苦悩」）に苛まれる。患者の感情生活は、完全に消え去る（情緒的麻痺）。患者はまた、早朝四時頃に目が覚める（早朝覚醒）と、ネガティブな思考で、自殺念慮が生じることもある。

DSM－5では、こうした症状が存在すると、メランコリー性の特徴を伴ったうつ病エピソードとされる。フレデリック・グッドウィン Frederick Goodwin やケイ・ジャミソン Kay Jamison といった、その点でいえばエミール・クレペリンを忠実に支持する専門家たちは、反復性のメランコリー性うつ病について、躁病発作や軽躁が認められなくても、双極性障害のなかに完全に組み込まれるとみなしている。

運動性または行動面では、二通りの臨床形式が識別される。一つ目は、躁病発作とは真逆の、典型的な運動性の極度の制止（遅滞）である。その状態は、時に、「カタトニア（緊張病）」もしくは「昏迷」と呼ばれ、ほとんど麻痺にまで至ることがある。二つ目は、焦燥性あるいは不安性のうつ病である。患者は、運動性の不安定さを呈し、陳述が困難なほどの苦痛な感情のために、じっとしていられない病態である。

双極性障害の半数以上のケースは、うつ病相として表出される。この場合、その後の経過で、躁病発作を発症すれば、双極I型障害と容易に診断できよう。躁病発作は、半数のケースがその後、重度の精神運動性の遅滞や感情麻痺が支配的にみられるうつ病相へと続く。治療が適切に施されれば、うつ病相の出現は、いくらか良好な転帰を辿るとされる。だが、いくつかの研究によると、双極I型障害の半数の患者で、十年間のうちに、抑うつ症状は完全に消退せずに残遺することが示唆されている。これらは、したがって「慢性化した閾値下抑うつ」症状と呼ばれる。

双極II型障害の場合は、診断の遅れが非常に深刻である（確定診断が十年近く遅れることもある）。軽躁という病態の特徴の認識が、残念ながら患者自身に欠如していることが、間違いなく診断が遅れる要因の一つである。したがって、患者の周りの人たちが、医者に対して診断を示唆すべく貴重な助言を提供できるだろう。適切な治療が施されなければ、患者の状態は悪化する可能性がある。自殺企図のリスクは、双極Ⅱ型障害に罹患している患者で、より高くなる。

患者がうつ症状を呈する場合は全例で、予測因子とも呼ばれる双極性の指標を調べることが望ましい。それらの指標は、精神科医の注意を喚起して、診断的熟慮を方向づけられるようにしてくれる。双極性を示す指標とは、以下の通りである。

・若年性（二十五歳以前の発症）
・うつ病、特に双極性障害の家族歴
・背景に感情気質の存在
・産褥期（出産から半年以内）うつ病の既往
・うつ病の症状が一日のうちでも変化がみられる。つまり、朝方に調子が悪いが、夜になると調子が良くなるといった日内変動を呈する
・食欲亢進して、一日中ほぼ臥床がち（心身を回復させる本当に深い眠りではない）
・抗うつ薬に対する通常とは異なる反応。つまり、効果発現が異常に早いか、逆に、部分的な効果しかみられない。

当事者ヴェロニク・ドゥフィエフ氏の証言
――うつ病相の体験

末娘の出産後、私は深刻な産褥期うつ病（マタニティーブルー）に陥りました。悲しみがゆっくりと訪れ、少しずつやっとこで締めつけられたように、とうとう身動きが取れなくなりました。私は、それまで通院していた精神科医のもとに通うのをきっぱりとやめました。医者のもっともらしい説明に耐えられなくなっていたからでした。窮余の一策として、私は家から一番近くにあった、今まで診てもらったことのない別の専門医の診察を受けました。その医師は、処方箋を再発行してくれましたが、底知れぬ悲嘆に飲み込まれようとしている私の重篤さを推し量ることもなく、処方内容は変わりませんでした。

すべてが、ひどく重苦しくなりました。一日の重みが私を押しつぶしました。毎週の買い物に出かけることすらできなくなりました。買い物など、まるで巨人族《タイタン》の壮挙のように大仕事で、そんな大それたことは私のできる範囲を超えていたのです。とうとう力尽きて、私は自分の手に持っていたすべての薬を飲み込みました。もちろん、私は自らの生命を危険に晒そうとしたわけではなかったのですが、この乱暴で危険な合図によって、どのように手に入れたらよいのかわからなかった治療を受けられることになったのです。私の通報でやってきた救急隊は、次からはもっと手軽に援助を頼むようにと言いましたが、破滅的計画や世界が終焉するシナリオしか思い描けなくなるほど苦悩に打ちのめされている時に、あらゆることはどうして、こんなにも実行不可能になるのでしょうか？

そういうわけで、私はサン・タンヌ病院へと辿りついたのです。どこから流れ込んでくるのか、悲観的思考で彩られた黒インクがだんだん頭の中に押し寄せてきて、ほんの少し考えるだけでも黒ずんで湿らせてしまうのです。助けもなく悲観主義《ペシミズム》という残酷さに囚われると、無残なまでにばらばらにされ、歪められると、些細なことに取り組むことすらできませんでした。そこに面と向かって、偉大なるショーペンハウアー氏が、児童合唱団のごとくコーラスをしてくるのです。沈滞の中にあってもユーモアの精神は保たれていました。ただ、それは常に陰気で辛辣で、鋭く切り込んでくるような内容でした。

朝の眠気からなかなか覚めずにいると、毎朝八時から九時頃には、私の元へ看護師が起こしにやって来ました。私は何とかして日々、立ち向かわなければならない時間を可能な限り遅らせようと試みました。つまり、生きるという残虐な課題と、不安という吐き気を催すほど濃密な不安をやり過ごすためであって、この体験は夕方近くになるまで私を解放することはなかったのです。夕方になれば、ようやくまどろみという忘却の中に再び沈むという展望が、患者たちに日々の地獄の中で唯一の休息を与えることになるのです。

毎日、同じような果てしのない日々でした。「夜になると自分はいつも、朝はいつ来るのかしらと思いました。そして朝になると、自分にこう言うのです。いつになったら夜になるだろう？」この詩編〔「申命記」二八―六七〕は、遠い昔からの苦しみを表わしています。それは決して終わらないであろう運命論を信じるしかない、精神の地獄に閉じ込められた脆弱な人たちを襲う生きづらさのことなのです。「それ」とはつまり、永遠に生きる宣告をされたという、ひどい吐き気のこと。死をもって終わりにする力もないとわかれば、これを耐え忍ぶしかなく、締めつけてくる力を弱めることも決してできないということなのです。

本当に何もないのでしょうか？　そんなことはありません。私に処方された抗うつ薬の効果が出てきて、正しい使い方によって二週間ほどで、とても早く効いてきたのです。本当に、ほっとしました！　そして私は、十九世紀当時よりもむしろ、現代の医学的進歩の恩恵を受けられる「いま」を生きていることに喜びを感じています。けれども、薬による変化は、楽にさせてくれはしても、そのような化学物質が自分のなかに革命的変化を引き起こすことに困惑してしまいます。なぜなら、思考過程が、悲哀という湿原から離れ、もっとのどかな岸辺に戻ってくるだけでなく、思考内容や対象にまで変化が生じるからです。徹底的な悲観主義から脱するのですから！　重たい碾臼の下で容赦なくすべてが押しつぶされるかのごとき荒廃した拒絶性から脱するのです！　それでも、私自身の認識の奥深く、意識のより秘められた場所にまで入り込んでくる神秘的な主とは一体何なのでしょうか？　世界の最善の意図のもとに行なわれるのだとしても、密かにすすむ住居侵入として逆らう気持ちもあります。長いこと、私の「魂」たる、最も親密な私という存在を感じさせてくれていた神様と、袂を分かつことになるのです。というのも、完全に外的な動作主《エージェント》たる化学的物質の修正を被るのですから……。

4　（躁うつ）混合状態

双極性障害のエピソードは、感情の産出や調節に関与する脳構造（側頭葉内側や前頭葉）の生物学的失調を引き起こす。病相期にみられる気分の不安定性や、症状の大部分は、脳の変調の表われである。躁病エピソードと軽躁との間は、抑うつの症状が現われる可能性があり、反対に、うつ病相に伴って運動性や精神的な興奮の兆候がみられることもある。

十九世紀の医師たちは、すでに、こうした特有の臨床的形態について記述していた。エミール・クレペリンは、これは（躁うつ）混合状態（独 *Mischzustände*）であると考えた。クレペリンの考える混合状態とは、不安性うつ病、焦燥性うつ病、運動制止もしくは悲観的気分（不快気分）を伴う躁病とを再グループ化したものである。こうした状態は、移行段階と考えられたり（一方の病期にあるが、同時に気分は新たな病相に入って安定した状態）、独自に出現したとも捉えられよう。混合状態の診断は、経験豊かな精神科医にとっても決して容易ではない。

現行の国際分類、とりわけＤＳＭ－５では、混合状態の（症候学的）自立性は、科学的妥当性が不十分であると考えていて、混合状態を以下の二つに識別することを提唱している。つまり、抑うつエピソードに躁症状が三つ存在していれば混合性の特徴とし、また躁状態に、抑うつ症状を三つ列挙できれば混合性の特徴とみなされる。専門家のなかには、エピソードとは反対の感情気質の極性の存在が、気分の混合状態の出現を引き起こすという仮説を提唱している。すなわち、躁病エピソードの背景に抑うつ気質がみられたり、反対に、うつ病相と発揚気質が関連すると考える。

双極性障害の急性期において、実に半数近くが病態の特徴として混合性である。混合性の抑うつエピソードは、しばしば女性に多くみられ、その転帰や予後はあまり良くはない。入院期間は長く、精神病症状が多くみられ、自殺や再発リスクも高まる。混合性の抑うつエピソードでは、主要な二つの形式が存在する。一つは、イライラや思考促迫、会話スピードの上昇などが支配的となるタイプで、もう一つは、運動性の焦燥に至るほどの行動上の不安定性さが目立つタイプである。混合性の特徴を伴う抑うつエピソードと、その他の精神疾患（例えば境界性パーソナリティ障害など）とを鑑別するには、患者の普段の行動や応答からみて急激な破綻（断絶）を認めることが大切である。

感情易変性は、躁状態の期間（躁病発作）では極めて頻繁に認められる。躁病相にある患者が悲観的思考を抱いたり、泣き叫んだり、希死念慮に襲われることは、よくみられることだ。「不機嫌性《ディスフォリア》」と呼ばれるタイプの躁状態は、成人よりもむしろ思春期のケースで多くみられ、診断に苦慮する一因となる。半数近くの事例で、軽躁の病相のときに抑うつ症状がいくつか現われることがある。混合性の特徴を伴った軽躁状態は、女性により多く認められる。

双極性障害の各病期における混合状態の存在は、診断を下す際に、より細心の注意を必要とし、治療やケアも複雑化する。こうした病期に、感情や行動上の不安定性という形で表出される気分の変調は、エピソードとエピソードの間でも認識できるのであろうか？

II　病間期の機能

「正常気分 euthymie」という概念は、語義的には「良い気分」を意味する。そこから、もしも常に完璧な状態という意味として理解されるならば、心理学的神話のごとくみなされよう。なぜなら、定義上、気分とは常に変動するものであるからだ。euthymie〔euthymia〕という用語は、長らく、双極性障害のエピソードで寛解期の平衡状態に戻ることを意味すべく使われてきた。しかし、患者の病間期の臨床状態という問題は、何年もの間、無視されてきていた。最近になってようやく、いくつかの研究で、この「病間期 intercritiques」と分類される期間中に、果たして症状が本当に消失しているのか評価して調べられるようになった。

半数近くの症例では、病期が過ぎて時間を経ても症状が持続する。これは、残遺症状と呼ばれるが、症状の数や重症度が不十分であれば閾値下とみなされ、再発とはいえない状態である。こうした残遺症状は、うつでも躁状態でも生じるが、とりわけ躁病相の後、もしくは病期中に幻覚や妄想を認めたり、病期が一か月以上持続したり、他の精神疾患（例えば、依存症や不安障害）を併存するような双極性障害の場合に認められやすい。

残遺症状は、予後不良とされる予測因子である。これは、しばしば適切な気分安定作用のある治療薬の投与が遅れることと関連する。再発リスクは平均して二五％上昇して、病相から次の病相を発症するまでの〔正常気分の〕期間は、五分の一に短縮されてしまう。さらに、こうした残遺症状は、患者のQOL[2]〔生活の質〕や、規則的な服薬遵守や復職など社会復帰にも弊害を及ぼす。

双極性障害の症例の約一五％では、非常に活発な症状を示す。もしも一年間に四回以上の病相エピソードがみられるならば、「急速交代型（ラピッドサイクラー）」の双極性障害と呼ばれる。病気のこの形態は、女性により多く（約三分の二）みられる。急速交代型は、薬物治療が実施される前から出現するが、殊に、抗うつ薬の処方や、精神刺激作用をもつ中毒性物質を使用することで増悪しうる。また、しばしば神経疾患や甲状腺疾患、睡眠時無呼吸症候群などを合併したケースでもみられる。

脳画像研究では、病間期や症状の完全に消退している患者でも、感情過剰反応（応答）性が持続していることが明らかとなった。しかし、この知見は、双極性障害に罹患していない第一等親族（親や子どもなど）においても認められた。双極性障害の病相エピソードからすでに長らく回復して、適切な治療がなされていても、患者の脳内のニューロン活動の失調が、この病気の消去不能な感情の痕跡として残されているのだ。

躁病やうつ病エピソードのときは、記憶、注意、集中力のほかに情報処理速度といった諸々の認知機能も影響を受ける。半数近くの症例では、病間期でも、こうした認知機能が変化したままである。認知障害は、双極I型障害に罹患する患者で、より頻繁にみられる。こうした認知の障害は、精神病症状を伴うエピソードの後に、より生じやすい。認知障害は、QOLのほか、服薬遵守の規則性、社会参加や職場復帰にも影響を与える。

認知機能障害（欠損）は、双極性障害の初回エピソードからみられることから、疾患の発症に先行して生じている可能性がある。こうした前駆徴候は、病気の家族負因のあるハイリスクな人たちのなかから、将来的に発病しうる人を見つけ出す選択的兆候となる。

III　個人の自由の制限および他害のおそれ

双極性障害は、躁病やうつ病エピソードのときに著しく行動が変化して判断力を低下させる病気であ

（2）Quality of life（クオリティ・オブ・ライフ）。どれだけ人間らしい生活を送り、人生に幸福を見いだしているかという指標。

る。患者はしばしば、極めて病理的である病相の特徴を自覚せず、治療の必要性を認識できない。

1　非自発的入院

フランスでは、二〇一一年七月五日法によって、治療すべき患者から完全な同意が得られない場合の精神科入院治療のやり方が規定されている。憲法評議会（憲法院）の要請に基づき、この司法的配置によって、一八三八法〔通称エスキロール法〕を長らく継承してきた一九九〇年六月二十七日のエヴァン法（loi Évin）が改正された。この法改正は、患者の権利に関する二〇〇二年三月四日のクシュネル法（loi Kouchner）や、欧州法と調和すべく手続きがなされたのである。

非自発的入院は、病気の発症初期や、極めて重度のエピソード（特に妄想的のとき）のときに最も多く発生する。この新しい二〇一一年法は、患者の権利や申し立てに関する情報開示を保証しており、自由と拘留に関する予審判事（ＪＬＤ〔juge des libertés et de la détention〕）による、精神科の非自発的入院全体の監査を要請している。

強制的な入院処遇は、しばしば患者本人や周囲の人たちにとって困難な体験である。とはいえ、治療が緊急を要するときや、患者の精神状態のために完全な同意を得ることが困難な場合には不可欠となる。こうした入院は、頻繁に第三者（配偶者、子ども、親族あるいは周りの人たち）による要請のもとでの介入となり、精神科医によるその後の一連の診察に基づいて作成された複数の医学的診断書によって法的に有効と認められる。第三者を探してもみつからなかった場合でも、医師は応急入院を判断することができる。

患者の状態が行動上の問題を伴っており、治安を乱しうる可能性や、他害のおそれがある場合には、国の代表者（市長や県知事）によって入院が要請されることがある。二〇一一年法では、患者の同意なき外来通院治療の段取りをつける可能性についても記されている。同意なき外来治療とは、しばしば個別化された治療付き添いプログラムのことを指す。これには往診〔在宅訪問診療VAD〕のほか、デイケアや部分入院といった治療活動への参加などが含まれる。

2　司法・法的保護の処遇

主として躁病相や軽躁状態を呈すると、例えば法外な浪費をするといった、患者本人が多大な損害を被ることがある。患者は、相手からつけ込まれやすく、法外な買い物をしてしまって深刻な経済的・行政的な困窮に陥ることもある。

フランスでは、保護されるべき成人の権利を改正した二〇〇七年三月五日法によって、人や財産の保護が規定されている。病的状態のせいで患者自らが経済的状況を悪化させうると医師によって認められた場合、医師は、〔フランス共和〕国の検事に提訴することができる。検事は、医師による詳細を報告した証明書に基づいて、患者に対して裁判所の保護を宣告できる。これは一年間有効で、かつ一回は更新可能である。これにより、患者自らが病相期や病的状態のさなかに下した行為や判断、サインなどの取り消しができるようになる。

双極性障害の病状の進展によって必要となれば、保護されるべき人の近しい者（キーパーソン）の要請によって設定された手続きに関する判事によって、裁判所で認可された医師による精神鑑定を実施した後に、より組織化された保護の処遇が言い渡されることとなる。保佐人や後見人の選定は、最大五年の期間で言い渡され、患者の健康状態によって必要とされれば、際限なく更新可能である。

二〇〇七年法は、同様に、病気が悪化することで自律性《オートノミー》（自律能力）が低下した場合に、患者が法的な代理人を指名できる可能性を提供している。この将来的な保護の委任は、公証人立ち会いのもとで批准されることも、（立ち会いなく）私署証書で署名されることもある。

3　他害のおそれのある行動

これまで数多くの研究は、統合失調症患者の暴力行為について調べてきた。双極性障害と暴力に関する研究は、それよりもずっと少ない。ただいくつかの研究では、一般人口や、入院患者、外来通院患者、刑務所の受刑者などのサンプルでの調査が実施されている。

一般人口における違反や犯罪行為の頻度は約一〜二%とされる。一方、双極性障害のケースでは、研究によっては一〇〜一五%にまで頻度が上昇している。しかも、双極性障害に別の併存症を合併していると、そのリスクは極めて有意に高まる。例えば依存症が併存すると、危険運転や衝動性、攻撃的行為や事故を増加させる。

こうした場合、小児期や思春期に暴力やトラウマの既往歴が見受けられる。失業や情緒的孤立もまた、潜在的な危険性を非常に増すことになる。多くの研究者の見解としては、双極性障害それ自体で、罹患した者の危険性を増すことは全くないか、あってもごくわずかで二〜三%の頻度に留まるとみられている。この数値は、一般人口サンプルにおける頻度と比してほとんど変わらないとされる。

躁病発作のとき、患者は苛立って非常に不注意であり、しばしば本能的な脱抑制を呈している。こうした行動障害は、しばしば言葉上の領域に限られていても、他人に攻撃的であったり、挑発的態度をとる原因となりえる。患者が酩酊していたり薬物を摂取していると、公衆の面前で事故を引き起こすリスクが増大する。

躁状態の患者は、不運にも、虐待や暴力さらには性的被害者となってしまうことがある。男性の場合、露出症的行為や強制わいせつに近い行動をとりかねない。しかし、躁病発作は、患者本人も意図しない違反行為の当事者や被害者にさせてしまうことが頻繁に起こる。精神医学の専門家によって診断が適切になされるならば、患者の刑事責任を減じたり、取り消すことも可能となる。

Ⅳ　自殺リスク

精神科医なら誰もが苛まれることであるが、双極性障害によって引き起こされる最大の危険は、患者自身に及ぶということだ。

フランスは、ヨーロッパ諸国のなかで自殺率が最も高く、かつリチウム処方量の最も少ない国である。リチウム塩は、自殺リスクの予防効果を示すことが実証された唯一の治療薬だというのに……。

双極性障害を患う人たちは、とりわけ自殺の危険に晒されており、一般人口と比較して二〇倍も高いとされる。双極性障害患者の四割は、生涯を通じて少なくとも一度は自殺未遂を企て、一割は既遂してしまう。双極性障害患者の九割は、うつ病相のときに自殺企図を生じるのに対し、躁病相のときには一割しか生じない。

自殺しようとする決意（「自殺企図」とも呼ばれる）は、しばしば双極性障害患者では非常に強まる。

双極性障害の経過中では、一般人口での二五回に対して、わずか四回の自殺未遂をすれば既遂に至らしむ。このような絶望の振る舞いに至る原因は、一体何であろうか？

この点について、諸研究によって一致した見解ではないが、以下のことが指摘されている。双極Ⅱ型障害の患者のほうが、双極Ⅰ型を呈する患者と比較して、より自殺によって死に至らしむ危険に晒されているようである。軽躁と抑うつという情緒的体験の尋常ではない差異が、特別な役目を果たしているのだろうか？　極限的な精神的苦痛（「モラル」とも呼ばれる）が、自己破壊的な行為の動因となっていることは疑いない。患者は、筆舌に尽くしがたく、耐えがたい自らの内的苦痛への唯一の解決策を、とうとうみつけたと考えるのである。

極めて稀であることがせめてもの救いだが、ニュースや新聞の事件欄を賑わすようなケースもみられる。うつ病エピソード（妄想性のことが最も多い）に苦しむ患者が、周りの人たちも、もはや助かる見込みがないと思い込んで、激しい苦悩から守るためにと考えて、心中のごとく周囲を巻き込んで自殺行為に及ぶことがある。したがってこれは、「愛他的」自殺[3]と呼ばれている。

（3）〔訳注〕社会学者エミール・デュルケム『自殺論 *Le suicide*』（一八九七年）での用語。特徴的な自殺の社会的タイプとして、愛他〔集団本位〕的自殺、利己〔自己本位〕的自殺、アノミー的自殺、宿命的自殺の四つに分類された。

双極性障害の経過中に、自殺リスクが極めて高まる状況は、発症時と重度のうつ病相、移行状態のときの三つである。混合性の気分症状を伴うときに、(精神)運動性の活力が戻ってくると、行動化(アクティング・アウト)が誘発される可能性がある。

自殺の家族歴、既往歴にみられる自殺企図の重症度、早期の発症、急速交代型(年四回以上の病相)、不安障害や依存症・嗜癖の併存、幼少期の情緒的トラウマの存在、最近の重大なストレス因子の存在なども、同様に自殺リスクを増大させる要因である。

家族歴または個人的負因に自殺死がみられれば、精神科受診を促し、まだ診断のついていない双極性障害の可能性を調べてみてもよい指標の一つである。

V 双極性障害の近接領域

脳に作用する病気は、特定の領域に(脳腫瘍とか脳血管障害という形で)影響を及ぼしたり、あるいは、複数の機能に関与する神経ニューロン回路を、より広汎に変質させる。前者の疾患は神経学(神経内科)領域に、後者は精神科領域に、それぞれ位置づけられる。

脳の構造（アーキテクチャ）は複雑であることから、神経ニューロン回路の機能不全で特徴づけられるような諸病態の境界を区分けしても、境界はあいまいで流動的なものとなる。そのことが、この二つの領域の疾患の境界を不明瞭にしうる。感情調節に関与する神経回路が損《そこ》なわれる双極性障害も例外ではない。鑑別診断において、精神疾患と神経疾患は、最も相互に関連したり併存することは間違いないであろう。

治療の引き受け方によって、特定の治療戦略を選択する必要があるゆえ、正確な診断に至ることは不可欠である。しかし、そのようなアプローチが常に容易とは限らない。表出される症状が、他の疾患と同一であったり、重複することもありえる。さらには、ある病態が、経時的に別の病態へと転向することもある。双極性障害では、以下に挙げた三つの精神障害について鑑別すべきである。

1　ボーダーライン（境界性パーソナリティ障害）

双極性障害と同じく、「ボーダーライン」〔境界性パーソナリティ障害、古典的には「境界例」と称された〕も、その原因として、おそらくは感情調節不全があるのだろう。ただし、双極性障害とは異なり、循環性の病相が数日から数週間も持続することはなく、全般的に衝動的な傾向として表出される。希死念慮や自殺企図、自傷行為などは一過性である。また、自尊心の低さと関連した内的体験や行動面での突発的な破綻がみられる。

それでも、双極性障害と「ボーダーライン」の表出には、数多くの類似点がみられる。どちらの疾患も、しばしば他の精神疾患（物質依存、不安障害）を併存し、自殺既遂率は双方ともに約一割みられる。それゆえ、気分障害に精通する専門の精神科医ですら、この鑑別診断は繊細で難渋することがある。しかも、この二つの精神障害が併存するケースは半数近くにのぼるというのだ！　双極Ⅱ型障害と「ボーダーライン」、そして循環気質の境界については、病気の経過を通じて再考慮を要することが多い。

「ボーダーライン」の診断には、以下のような特徴が列挙される。

・双極性障害ほど早発ではないようである。
・ほぼすべてのケースで発症誘発因子が関与する（情緒的トラウマ、見捨てられ体験など）。
・患者のこころの奥底には衝動的傾向がみられる。
・「ボーダーライン」と診断されるケースの四分の三は女性である。
・自分を傷つける行為の頻発（リストカット、自傷など）。
・気分易変性、対人関係や情緒面での不安定さ、低い自己像などが相互に絡み合う。
・「ボーダーライン」は五十歳を過ぎると落ち着く傾向にある。

反対に、もしも以下のような特徴がみられれば、双極性障害が疑われる。

・若年発症（二十一歳以下）。
・幼少期の終わり頃から、他覚的にもはっきりした認知の障害と気分変動が現われてくる。
・病相の境界が明確に画定され、多幸的な特徴を示す〔（軽）躁〕病相が、うつ病相と交互に出現する。
・抗うつ薬投与によって興奮性の病相が誘発される。
・感情不安定性や気分易変性は病相を通じて変化し、循環性である。
・病気の徴候は、生涯を通じてみられる。

双極性障害と「ボーダーライン」（境界性パーソナリティ障害）とを明確に鑑別する際の根本的問題は、それぞれ表出や転帰は異なっていても、共通の病因が考えられるのかという点である。この謎については、おそらく今後の研究知見によって解明されるであろう。

2　統合失調症と統合失調感情障害

統合失調症については、全く異なる。この病気の本態は、心的（精神）活動の解体にあるからだ。認知障害が出現して、多彩な副次的症状が付随して複雑化し、妄想観念や幻覚（幻聴が最も多い）が病像の前景を占める。

脳の次元でみると、二つの脳半球の連結異常、顕著な脳室拡大、脳容積全体の減少といった知見によって、双極性障害と統合失調症との識別が明らかになってきている。

十九世紀末以降、エミール・クレペリンは、この二つの疾患を区別する二元論を精神医学にもたらし、それぞれを「躁うつ病」、「早発性痴呆」と命名した。しかし、その二十年後の一九一九年には、他ならぬクレペリン自身が、いくつかの症状が重なり合うことから、この二つの疾患の線引きの難しさを認めている。

二十世紀前半以降、ドイツ、フランス、米国の専門家たちは、「混合性精神病」、「気分変調性統合失調症」といった病像を記述するようになった。この病態は、今日では「統合失調感情障害」と呼ばれ、統合失調症と双極性障害の双方の症状を呈して、これら二大疾患の中間領域的な臨床単位に相当する。

今日、統合失調症を抱える患者の約半数では、その経過中にうつ病エピソードや躁症状を繰り返すと考えられている。患者の二人に一人が自殺企図を行なって、そのうち一五％が自己破壊的行為の結果として既遂に至る。反対に、双極性障害の急性期の経過中に、約半数の患者では妄想観念や幻覚を呈し、国際的な専門分類では「精神病症状を伴う」と診断される。

専門家を当惑させる無視しえない最後の要素は、経過を通じた診断の不安定性である。約二五％のケースでは、病気の経過や進展に応じて、診断を統合失調症とも、逆に双極性障害とも修正することとなる。この事実は、双方向的である。

遺伝研究の知見では、双極性障害と統合失調症の両方に共通する脆弱遺伝子が多数存在するが、それぞれに特異的な遺伝子は、ごくわずかしかみられないことが示唆されている。最終的に統合失調症に進展した患者には、脳発達上の異常が顕著だとされても、その所見は双極性障害のケースでも見受けられるのだ。

同じく、家族研究の知見でも、統合失調症患者の兄弟姉妹では、一般人口サンプルと比較して双極性障害の発症リスクが四倍高まることが示唆されている。双極性障害の患者の兄弟姉妹においても、統合失調症を患うリスクは同様に上昇する。したがって、これら二つの精神疾患には、共有する遺伝的脆弱性が存在することになる。

予後は、統合失調症のほうが長らく不良と考えられていたが、今日では、双極性障害も同じくらい重度化するとみなされている。治療に良好に反応した双極性障害のケースですら、怠薬したり、ストレス要因が生じたり、他にも睡眠剝奪、薬物摂取、生活リズムの急激な変化といった望ましくない出来事が生じると症状は容易に増悪しうる。

この二つの疾患の本態が異なる以上、それぞれ依拠する（薬物）治療法ははっきりしている。双極性障害にはリチウムが主体であるのに対し、統合失調症圏であれば抗精神病薬が主剤となる。

3 注意欠如（・多動性）障害（ADHD）

ＡＤＨＤとは、小児の発達段階に影響を与える症候群で、主たる原因がその病名呼称に表わされている。注意欠如に、運動性の過活動性および衝動性と関連する行動の障害を伴う。ＡＤＨＤは、しばしば学校生活や家庭内での対人関係に悪影響を及ぼす。ＡＤＨＤは、双極性障害をもつ思春期・青年期の患者の約一五％に罹患する。年齢が上がるにつれて、この比率は減少する。成人すると、その割合は一〇％にまで減少する。

ヨーロッパ圏では、小児の躁病発作というのは非常に稀であると考えられている。ただ、このヨーロッパ的見解は、米国では共有されていない。特に、双極性障害の患者を親にもつ子どもたちを縦断的に調査している研究チームは、異なる見解を持っている。こうした専門家たちは、慢性的な気分不安定性や、衝動性や行動面の異常を特徴とする「小児期躁病」概念を提唱している。したがって、これはＡＤＨＤと驚くほど類似することになる。同じような研究者たちが示唆するＡＤＨＤと小児双極性障害との相関率は、七〜九割の間を揺れ動くというのだが、果たしてどうだろうか。

こうした〔主に米国の〕専門家たちは、すべての「小児期躁病」のケースが、成人しても双極性障害に進展していくわけではないことを認めている。小児のＡＤＨＤが成人になって双極性障害へと転換する割合は二割程度とされている。そうした理由から、ヨーロッパ圏の医学コミュニティは、こうした概念に留保を表明しており、その妥当性を認めてはいない。こうした概念が米国精神医学会にとって都合が良いのは、時に〔「薬漬け」と呼ばれる〕不適切な薬剤処方を伴った診断学的急騰《インフレーション》現象を調整するために、ＤＳＭ－５診断分類で「重篤気分調節症（ＤＭＤＤ〔Disruptive Mood Dysregulation Disorder〕）」という新たなカテゴリーを付け加えたからである。

　双極性障害とＡＤＨＤとは、明らかに起源の異なる二つの精神障害を構成する。けれども、統合失調症の場合と同様、双方の疾患は、どちらも極めて近しい共通する脆弱遺伝因子を示すようである。ＡＤＨＤを呈した子どもの第一親等の親族では、一般人口と比べて双極性障害を発症するリスクが二倍高いことが示唆されている。

VI　精神疾患の併存症

双極性障害では、しばしば他の精神疾患も併存し、それがこの病気の転帰や治療の引き受け方を複雑にする。双極性障害の患者の九割が、経過中に、また別の精神疾患を呈すると考えられている。

1　薬物中毒、薬物依存症（嗜癖）

双極性障害の患者では、強烈な精神作用を引き起こす依存性物質の乱用や嗜癖行為が頻繁にみられる。経時的にみると、こうした中毒物質を摂取していると、いずれは本物の依存症を誘発しかねない。依存症と双極性障害が組み合わさると、深刻な悪循環へと患者を陥らせてしまう。

双極性障害の約四割の患者は、並行して何らかの依存症にも悩まされていると推定される。米国では、中毒物質のなかでも、アルコール、大麻、中枢刺激剤（アンフェタミン）、コカインの消費量が最も多い。喫煙量は、一般人口と比較して双極性障害患者は二〜三倍多いとされる。おそらくはニコチン中毒が顕著に多くみられることが、双極性障害患者の平均寿命が十年以上短くなることを説明できる要因の一つであろう。

郵便はがき

おそれいりますが切手をおはりください。

101-0052

東京都千代田区神田小川町3-24

白水社 行

購読申込書

■ご注文の書籍はご指定の書店にお届けします。なお，直送をご希望の場合は冊数に関係なく送料300円をご負担願います。

書　名	本体価格	部　数

★価格は税抜きです

(ふりがな)

お　名　前　　(Tel.　　　　　　　)

ご　住　所　(〒　　　　　)

ご指定書店名（必ずご記入ください） Tel.	取次	（この欄は小社で記入いたします）

『Q1024　双極性障害』について	(51024)

■その他小社出版物についてのご意見・ご感想もお書きください。

■あなたのコメントを広告やホームページ等で紹介してもよろしいですか？
1. はい（お名前は掲載しません。紹介させていただいた方には粗品を進呈します）　2. いいえ

ご住所	〒　電話（　　）		
（ふりがな） お名前	（　　歳） 1. 男　2. 女		
ご職業または学校名		お求めの書店名	

■この本を何でお知りになりましたか？
1. 新聞広告（朝日・毎日・読売・日経・他〈　　〉）
2. 雑誌広告（雑誌名　　）
3. 書評（新聞または雑誌名　　）　4.《白水社の本棚》を見て
5. 店頭で見て　6. 白水社のホームページを見て　7. その他（　　）

■お買い求めの動機は？
1. 著者・翻訳者に関心があるので　2. タイトルに引かれて　3. 帯の文章を読んで
4. 広告を見て　5. 装丁が良かったので　6. その他（　　）

■出版案内ご入用の方はご希望のものに印をおつけください。
1. 白水社ブックカタログ　2. 新書カタログ　3. 辞典・語学書カタログ
4. パブリッシャーズ・レビュー《白水社の本棚》（新刊案内／1・4・7・10月刊）

※ご記入いただいた個人情報は、ご希望のあった目録などの送付、また今後の本作りの参考にさせていただく以外の目的で使用することはありません。なお書店を指定して書籍を注文された場合は、お名前・ご住所・お電話番号をご指定書店に連絡させていただきます。

十九世紀末以降、エミール・クレペリンは、三分の一以上の躁うつ病患者でアルコール依存症がみられることを観察してきた。現在の比率も同じ程度で、一般人口よりも躁うつ病を患う人の群ではアルコール依存症の割合が三〜四倍高いと推計されている。患者の二五％が、躁病相の経過中にアルコール消費量が増加し、うつ病相のときも一五％でみられる。

また、大麻が一般に広まれば、それだけ、特に思春期や若年層での使用量が増えることとなる。不安を和らげたり、リラックス効果目的で用いられると、躁病発作や軽躁を誘発させて双極性障害を悪化させる。双極性障害患者の約五人に一人が、大麻を常用している。それでも、断薬できた場合には、双極性障害に生じた有害な影響は元に戻るようである。

軽躁という内的体験の憧憬《ノスタルジー》とその強烈な感覚希求（躁病発作ですらそうだが）のために、少なからぬ数（三割近く）の患者が、多少ともコカインを常習している。また逆に、コカイン常習者の一五％に、双極性障害を患っている者がいるとされる。

依存症（嗜癖）と双極性障害との極めて強い関連性は、いくつかの問題を提起する。嗜癖という行為は、果たして内的不調を緩和させる目的でのセルフメディケーション（自己投棄行為）か？　あるいはまた、高揚感や多幸的な状態、失われた楽園を見いだそうとする試みであろうか？　残念ながら、こうした依存性物質を摂取すると、躁やうつ病相の発症頻度とともに入院回数が増えることにもなる。加えて、こうした中毒性物質の大部分は、治療薬の本来の効果を減じることにもなる。

2 不安障害

不安障害は、自律神経系の病態と考えられ、主としてパニック障害〔亜急性の不安発作の反復が特徴〕、恐怖症、心的外傷後ストレス障害（ＰＴＳＤ）[4]。劇的、暴力的な心的トラウマを体験して少なくとも六か月後より重度の不安症状が出現する）などがみられる。

不安障害としては、これに強迫性障害（ＯＣＤ）[5]が付け加わる。ＯＣＤは、主として反復する強迫観念を特徴とし、これに極端に繰り返される日常生活の支障となるほどの儀式的な確認行為が付け加わる。

いくつかの研究から、双極性障害患者の二五〜四〇％では、生涯を通じて少なくとも一つ以上の不安障害を併存することが示唆されている。併存すると、双極性障害の転帰はより不良となり、患者のＱＯＬ〔生活の質〕は損なわれ、病相期から回復するまでの時間を要し、自殺リスクがより深刻になる。

最後に、双極性障害が比較的安定していて、病相期もあまり激しくなく、間隔のあいているときですら、不安障害と明確に診断できなくとも、不安症状は頻繁にみられる。こうした潜在性の不安は、個人および職業面での生活を大いに損なう。不安症状は、双極性障害患者の情緒的体験を不明瞭化するのだ。

2　摂食障害

拒食症および、大食症（食欲過多）――定義上は代償的行為（わずかな体重増加をも回避する目的で行なう嘔吐といった）を伴うタイプ――、それに昼夜問わず出現する過食発作という三つの病態は、一般人口と比較して双極性障害の患者群で、より頻繁に認められる。複数の研究によると、関連する摂食障害のタイプによって、食に関する病態の要因が一つ加わると、リスクは二～十倍にまで増大するという。

こうした摂食障害は、双極性障害を併存すると、予後や転帰が悪くなり、自殺リスクも高まる。過食発作は、躁病やうつ病相のときに、より頻繁に出現する症状である。

（4）Post Traumatic Stress Disorder の略。
（5）Obsessive-Compulsive Disorder の略。

Ⅶ　身体疾患の併存症

十九世紀の医学上の格言に従えば、精神疾患に関して、脳を身体の他の部位と別個にして考えることはできない。双極性障害もまた、この原則に該当する。

1　超過死亡率と循環器疾患

自殺リスクとは関係なしに、双極性障害患者の平均寿命は十数年ほど短い。この驚愕の事実が明らかになったことで、この二十年来、数多くの臨床研究がすすめられてきた。

体重が増加することで、双極性障害を抱えた患者は、複数の心臓血管および代謝内分泌系の合併症のリスクに晒される。さらに、患者の三分の二近くは、体格指数（ＢＭＩ）[6]で表記される肥満〔一度〕（つまりＢＭＩで二五〜三〇の範囲内と定義される）、あるいは肥満〔二度〕（ＢＭＩは三〇以上と定義）を抱えていると見積られている。

肥満があると、脂質（コレステロール、トリグリセリド）異常や耐糖能異常といった生理代謝的変調をきたし、身体合併症を併発しやすくなる。双極性障害患者では、頻繁にアルコールやニコチン依存症も併発し、循環器系疾患や糖尿病、睡眠時無呼吸症候群の発症リスクを高める。したがって、双極性障害の一〇〜二五％の患者は糖尿病を患い、心循環器系疾患（動脈高血圧や冠動脈疾患）の発症リスクは、一般人口と比較して四〜五倍高くなり、超過死亡率も三五％増加することとなる。

こうした心循環器系や代謝内分泌系の疾患を併発すると、双極性障害そのものの悪化につながる。つまり、精神症状のより頻回の再発や再燃、入院期間の延長、ＱＯＬ〔生活の質〕の有意な低下、などである。

こうした身体的異常が、双極性障害を発症する以前から十分わかっていたとしても、なかには薬剤の影響（副作用）を常に考慮に入れておいたほうがよい合併症もある。身体合併症の病態生理を検査し、治療に責任を持って引き受けることは、双極性障害患者の統合的治療に組み込まれている。今日、患者の生活指導（偏らない規則正しい食生活、運動やスポーツの奨励）に強い関心が向けられている。

2　甲状腺疾患

二十世紀初頭以降、甲状腺の機能異常と躁うつ病とが時に関連することがわかってきている。甲状腺

（6）ボディマス指数ＢＭＩ（Body Mass Index）は、体重（キログラム（kg））を身長（メートル（m））の二乗した値で割り算して計算する。

が機能しなかったり低下した状態にあると、患者は、うつ病と極めてよく似た症状を呈する。反対に、甲状腺機能が亢進していたり、甲状腺ホルモンを過剰に分泌すると、患者は興奮状態を呈したり、睡眠時間や体重の減少がみられる。

双極性障害の患者では、甲状腺機能低下症を発症するリスクは男女とも四〜五倍に増大するが、女性のほうが一般に、甲状腺をはじめ内分泌疾患には罹患しやすい。リチウム塩は、以前から長きにわたって双極性障害の有効な治療薬とされているが、甲状腺機能低下症の発症リスクを増悪させる。甲状腺機能亢進症に関しては、双極性障害（およびその治療薬）との関連性はさほど強くないが、それでも稀ではない。

3　神経内科的疾患

聖アウグスティヌスは、脳について「我々の身体の蒼穹[7]」であると考えていた。この隠喩を敷衍すれば、神経疾患と精神疾患とは、結託することの可能な神経ニューロン上の布置に入り組んでいると言えよう。共通する病態メカニズムが、この二通りの脳疾患の間に、何らかの関連性を示しているのかもしれない。例えば、双極Ⅱ型障害を患う人の半数近くに、片頭痛が一定頻度みられる。片頭痛症状は、頭部の片側に激しく感じられる拍動性の痛みであり、しばしば片頭痛性の「前兆」と呼ばれる視覚性徴候をも伴う。

その他の場合にも、感情の調整や産出に関与する脳領域に影響を及ぼす神経内科的病態は、双極性障害の症状を誘発したり、双極性障害そのものを併発することがある。したがって、双極性障害の症状は、側頭葉や前頭葉てんかんや、同じ領域に病変が影響する多発性硬化症の経過中に、比較的、頻繁に認められる。また同様に、循環器系のアクシデント〔心筋梗塞など〕や腫瘍性病変、脳血管疾患に引き続いて生じる双極性障害のケースも記述されている。

(7) 聖アウグスティヌス『創世記注解』VII巻、一三節二〇〔『アウグスティヌス著作集』第一六巻「創世記注解」片柳栄一訳、教文館、一九九九年〕。

第二章まとめ

双極性障害の徴候や表出について

▼双極性障害の特徴は、患者さんの普段の機能を損なうほどの病的な躁やうつといった気分の病相が循環性に出現することです。
▼躁病の急性期は、精神的にも運動性にも焦燥の強い状態で、それが非常に強烈なために、しばしば入院に至ることがあります。
▼軽躁とは、躁病発作の減弱した状態に相当しますが、「軽」とはいっても病的です。
▼双極性障害におけるうつ病相は、重度の運動性の遅滞が支配的となるか、感情や行動面の不安定さで特徴づけられます。
▼双極性障害の病相期を通じて、躁とうつ、いずれの症状もみられることがあります。これは「混合性の特徴」と呼ばれます。
▼病間期でも、半数のケースでは残遺症状が持続して、患者さんのＱＯＬ〔生活の質〕を低下させます。
▼発症時や再発して何らかの病相を呈する際、その病理的特徴に関する病識が乏しいため

に、患者さんが同意しないまま入院したり、治療せざるをえないことがあります。

▼双極性障害の病状が進展する経過のなかで、もしも患者の自律性が損なわれれば、保護的な措置（裁判所の保護、財産管理、後見制度など）が、成年後見の判事によって宣告されます。

▼双極性障害によって、患者さんが他人を危険に晒すことはありません。ただし、薬物中毒や物質依存を併存して複雑化している場合は別です。

▼双極性障害の患者さんの半数は、色々な嗜癖や薬物依存症（アルコール、タバコ、大麻、コカイン）に罹患しています。

▼双極性障害の一割の患者さんは、自殺で亡くなります。

▼ボーダーライン（境界性パーソナリティ障害）、統合失調感情障害、ADHD（注意欠如・多動症を伴う／伴わないケース）などの疾患は、双極性障害の境界に近接する病態として位置づけられています。

▼不安障害や摂食障害は、しばしば双極性障害を併存します。

▼身体合併症（循環器疾患、内分泌疾患、神経疾患）を併存すると、双極性障害の転帰を悪化させる可能性があります。

第三章　双極性障害は脳の病気?

主《あるじ》たる脳は人間の上にとどまり
襞《ひだ》の内にその謎を保持してきた
ポール・ヴァレリー(1)

日々の感情、自分自身や生活環境の知覚、自らの対処の仕方や話しぶり、考え方などは、私たちの身体――主に脳のことであるが――の影響下にある。そう考えてみたところで、これらについて私たちは依然として何もわかっていない。双極性障害は、私たちを形づくる最も親密な部分の、こうした諸次元を、変容あるいは変質させる。双極性障害の原因や、その根源は何であるのかという問いは、単なる医学的領野を越えて、心理学分野のほか、そもそも私たちの自由意志や知覚といった主題を扱う哲学領域にまで関わる。そうなると、「双極性障害は果たして脳の病気だろうか?」という煽動的な問いかけが生じてきても、おかしくはないだろう。

それでも、精神医学的なあらゆる病態のなかで、双極性障害は長らく「最も医学的」な疾患であると考えられてきた。生物学的要因、特に遺伝的要因については、すでに古代ギリシア時代から疑われていた。罹患した者たちの親族に、似たような障害の存在が観察されていたのである。十八世紀中葉を過ぎると、シャルル＝アントワーヌ・ローリ(2)（Charles-Antoine Lorry）の記述に、その証左を見いだすことができる。より最近では、第二次世界大戦前に実施されていた、同じ卵母細胞から生まれた「真性」（一卵性と呼ばれる）双生児と、二つの卵母細胞から生まれた「偽性」（二卵性）双生児とを比較した初期研究において、「真性」双生児のほうがより高率に罹患することが示唆された。一卵性双生児は、どちらも同じ遺伝形質を共有しており、いずれの双生児でも四〇〜七〇％の確率で病気が発現する。その一方で、二卵性双生児では遺伝子を五〇％しか共有しておらず、どちらの双生児も五〜一五％の割合でしか病気には罹患しない。

この割合は「一致率」と呼ばれる。「真性」双生児で罹患率が高ければ、病気の発現に遺伝的要因が

（1）*Les mauvaise pensée et les autres*, 1914-42. ラ・フォンテーヌの寓話「カラスとキツネ *Le Corbeau et le Renard*」の冒頭文のもじり。〔参考「邪念その他」『ヴァレリー全集4　我がファウスト』清水徹訳、筑摩書房、一九六八年〕

（2）シャルル＝アントワーヌ〔アンヌ〕・ローリ、十八世紀当時のパリで活躍したルイ十五世の診療にも召喚された著名な医師。一七六五年に、主著『メランコリーとメランコリア性疾患について *De melancholia et morbis melancholicis*』を出版した。

関与していると考えるのが自然である。だがその反対に、こうした数値からすると、遺伝的要因だけでは双極性障害の発症を説明できない。つまり、双極性障害とは、厳密に言えば遺伝性疾患ではなく、遺伝的因子も含めた複数の決定要因が関与する病態であることを示唆している。近年の研究によって、こうした歴史的研究の知見が、改めて裏づけられてきている。より最近の研究によると、もしも片方の親が双極性障害に罹患していれば、その子どもは一五％の割合で発症するという。この確率は、親が両方とも罹患していれば五〇％にまで上昇する。

I　遺伝的要因

1　遺伝と脳機能

遺伝形質に関する私たちの理解は、ここ数十年の間に著しく発展した。ゲノムは生存中に自動的に発現すると考えられた、いわゆるメンデル遺伝(3)とは別に、非メンデル遺伝という概念が明らかになってきた。この遺伝は複合体ともみなされ、複数の遺伝子が関与する。さらに遺伝形質は、例えるなら図書館に陳列された書棚のうち、いずれの本を取り出して、どのページから読み始めるか、といったふうに把握される。こうした遺伝情報の集合体は、主体の個人的あるいは生物学的な様々なライフイベントに応じて、全体もしくは部分的に表われてくるのだ。

こうした研究の発展により、遺伝活性の変化や、遺伝子発現によるタンパク質合成について調べるエピジェネティック研究が進歩してきた。エピジェネティクスとは、遺伝子が細胞によって、どのように利用されるのか、あるいは、されないのかを研究する学問である。今日、脳の病態を調べる上で非常に進歩している研究手法である。

こうした遺伝研究は、脳科学において、より概略的な研究として位置づけられよう。そうすることで、私たちは人間の身体のうち長いこと最大の謎であった、脳という器官の発達や機能、そして病理について、より深く理解できるようになった。脳は、千数百億単位のニューロンが連結して構成され、数多くのネットワークが複雑に機能している。ニューロン群は、皮質および「皮質下」と呼ばれ、灰白質と白質とが連関している。二つのニューロン間の境界は、シナプスと呼ばれる実質・機能的な空間〔シ

(3) この言葉は、ヨハン＝グレゴール・メンデル Johann Gregor Mendel（一八二二―一八八四）の名前に由来する。植物学者だったメンデルは、一つの世代から次の世代への遺伝子の伝達の最初の法則を確立させたことで、近代遺伝学の父とみなされている。

ナプス間隙〕によって限定されている。神経インパルスが流れると、「神経伝達物質」と呼ばれる分子がシナプス間隙に放出される。これによって、脳機能に重要な影響を及ぼす一連の事象のカスケードが導かれる。いくつもの神経伝達物質が、双極性障害の病態生理および治療薬の作用機序における中心的役割を担っている。それらは例えば、セロトニン、ノルアドレナリン、ドーパミン、グルタミン酸、GABA（γアミノ酪酸）などである。

2　双極性障害の遺伝研究

遺伝研究では、特に神経伝達および感情の産出や調節に関与する脳領域の発達に関連する遺伝子について調べられている。この領域における初期の研究では、患者サンプルのなかに、脆弱性を持った遺伝子（「候補遺伝子」と呼ばれる）を同定しようとした。双極性障害の表現型の多様性に取り組むうちに、いくつかの研究では、若年（二十一歳未満で）発症した患者を対象とした研究を中心に据えて、いくつかの遺伝子が一般人口と比較して疾患群で有意にみられることを明らかにした。その一例として、シナプス間隙のセロトニン伝達に関与する遺伝子（SLC6A4）が挙げられる。

それから、また別種の遺伝研究が発展している。罹患した者によって最も多く共有されている特異的な遺伝子領域について、家族内で調べる研究が実施されている。こうした研究は、連鎖解析を用いた手法である。目下のところ、特に双極性障害の表出の多様性ゆえに、この種の技法による研究によって得られたいくつかの解析結果は、再現性がみられないか、統計上で有意な閾値にまで達していない。ついには、ヒトの全ゲノム解読と高度な分子生物学的技術の発展によって、双極性障害に罹患する群と健常対象群とを比較することで、(遺伝子多形性や対立遺伝子と呼ばれる)多数の遺伝子の変異を調べることが可能となった。こうした全ゲノム関連研究の結果から、極めて厳密な方法によって、特に三つの遺伝子(CACNA1C、ODZ4、NCAN)を同定することができた。これらの遺伝子は、特にニューロンの配置や脳回路網の構造に関与しており、遺伝子の保因者では、双極性障害を発症させるリスクが一〇～二〇%増大するという。

こうした全ゲノム関連研究では、統合失調症や双極性障害において、脆弱性のある複数の遺伝子が共通してみられることが示唆された。この知見は、この二つの精神疾患の境界が不鮮明であるとする考えを強固にする。つまり、統合失調症と双極性障害という二つの病態には共通の症状がみられ、その中間領域として「統合失調感情障害」が存在するという主張である。

全ゲノム関連研究では、躁状態やうつ状態を呈すると非常に阻害される睡眠/覚醒リズムの調節に関連する遺伝子について調べている。概日リズムは、社会的習慣、光、季節など、生物学的に体内時計の作用による複数の機序で制御されている。

体内時計は、視床下部の近傍にある小さな脳内構造に配置されている。その核（視交叉上核と呼ばれる）は、松果体へと情報を送る。松果体では、セロトニンが分解されて、睡眠の神経ホルモンであるメラトニンが分泌される。複数の研究によると、概日リズム遺伝子多型が双極性障害と関連しているとされる。それらは、とりわけCLOCK、TIMELESS、ARNTL1、REV－ERBα、PER3などの遺伝子多型である。

遺伝研究は、双極性障害において新たな問題を提起しているといえよう。けれども、それに対して、いまだ十分な回答が用意されていない。こうした問いは、脳の発達を脳全体としてみる視点、つまり脳の全般的な機能を考慮に入れることを促す。脳が（外部との）関係を司る器官である以上、私たちが生きている限り、生存すること、感じたり、知覚することを総体的に統合する。脳構造や脳機能不全は、そのような文脈のなかで改めて位置づけられるべきである。概して、個人の遺伝的形質と主体の環境との相互作用は、双極性障害の表現において決定的役割を担っている。

現在、こうした指標《パラメータ》が考慮されるようになり、色々な研究軸（遺伝学、生物学、画像、患者の感情生活の評価、病歴など）を同一プロトコール中に組み合わせた研究がすすめられている。

Ⅱ　考えられる脳発達上の異常

脳とは、人間の臓器のなかで最もゆっくりと、三十歳頃まで成熟を続ける器官である。子宮内での胚の着床から始まり、やがて神経系や皮膚組織に分化する外胚葉由来で発達する。神経細胞の増殖・移動・分化というプロセスを経て、神経管が形成される。妊娠第三期に、脳はその特徴ともいえる脳溝を徐々に形成する。これらは、「皮質フォールディング gyrification」、「脳溝形成 sulcation」などと呼ばれるプロセスである。

脳の表皮というべき皮質を構成する灰白質は、五歳から二十歳までの間、成熟を続けることができる。灰白質は、ニューロンの細胞体や樹状突起が集まっている。脳の内部に沿って位置する白質は、ミエリン髄鞘に実質的に最も覆われている軸索で構成される。白質は、皮質と皮質下構造の間の連結や神経配線を支えている。

白質の成熟プロセスは、三十歳まで持続する。その期間に、軸索の髄鞘形成（ミエリン化）が完成し、シナプス集合体のなかでの選択的区分け（シナプス剪定と呼ばれる）がなされる。それぞれの脳構造の間には、生理学的に連結したネットワーク（解剖学的連結）と、課題遂行や刺激を与えた時に、解剖学的には直接連結していない脳領域も同時的に活性化させる機能的連結が存在する。

神経発達仮説は、自閉症〔自閉症スペクトラム障害〕や、とりわけ統合失調症といった、いくつかの脳疾患の発現を理解すべく練り上げられた説明モデルである。神経ネットワーク機構は、複数の遺伝子の影響下で、脳がこうした疾患へと発展する素因となる。何らかの病態の出現は、環境に関係する誘発因子と脆弱性のある素因との相互作用によってもたらされる。神経発達仮説は、双極性障害にも同様に応用されている。

脳の発達や構造に関与する複数の遺伝子変異体は、統合失調症や双極性障害に罹患した患者において有意に見いだされた。数多くの研究で、DBR1、BDNF、TGFB、DISC1、NCAM1またはPIK3C3遺伝子が注目されている。これらの遺伝子はすべて、発達の比較的早期の段階における神経の移動、組織、構造に関与している。

同様に、エピジェネティック研究においても、生体初期の遺伝表現型の変化や修正に関心が向けられている。双生児の研究では、被験者が双極性障害に罹患しているか否かによって、様々に異なる複雑な生化学現象（ゲノムDNAのメチル化）が観察された。こうした生物学的事象の他にも、臨床特徴からは、双極性障害を患う者で、脳発達面の異常を示唆する所見が示唆されている。

皮膚や外皮は、脳と同じ着床胚（外胚葉）の由来である。したがって、掌線〔手のひらに刻まれている線のこと）の異常は脳の何らかの病態と関連している。双極性障害の患者の手掌では、皮膚文理（手の掌紋）が消失したり、途切れていることがある。また同様に、微細な形態学的な障害（口蓋、舌、手足の親指と人差し指のずれなど）がみられることがある。

統合失調症と同じく、それほど顕著ではないが双極性障害でも、微細な神経学的兆候が出現することがある。それは例えば、視聴覚の統合不全や、感触による事物の識別不全、協調運動や平衡感覚の障害などである。

記憶、注意、集中は、認知における三つの主要な機能である。これらは今日、神経内科学や精神医学において研究され、神経心理学と呼ばれる専門領域にもなっている。認知機能の早期の障害は、脳の形態的異常があることを反映する所見の一つである。この領域の研究者たちは、特に、家族歴からみて双極性障害に将来的に発展するリスクをもつ六歳以下の子どもを対象として認知機能を評価して調べている。

双極性障害を発症した成人患者の二割以上で、幼少期から早期の認知の異常を呈していた。この割合からみると、統合失調症患者と健常者の場合との中間的な特徴をなしている。いくつかの早期の認知異常（ワーキングメモリの障害のような）は、将来的に双極性障害に発展する予測因子とされる。

この二十年来、脳画像技術の飛躍的発展によって、脳を理解する上での補完的データが提供されるに伴い、脳発達の早期の異常について新たな視点からの解明がすすめられた。したがって、脳溝組織の異常〔脳回指数 *gyrification index*〕などは、双極性障害患者と対象群とを比較することで明らかにされた知見である。

双極性障害に苦しむ患者の脳では、おそらく生涯を通じて、複雑な遺伝的原因のために脳が脆弱になる特殊な構造が備わっているのだろう。こうした脆弱性をもつ脳組織は、果たして病相期以外や発症以前においても何らかの病態を表わしているのだろうか?

Ⅲ　脳画像研究

1　画像技術の飛躍的発展

脳画像技術は、いくつかの段階を経て誕生した。物理学の進歩は、原子、X線、自然界の放射線物質の発見をもたらした。続いて、物理学と数学との融合によって量子物理学という分野が誕生したことで、無限小という現象について、より精密に把握できるようになった。そして、放射線医学や核医学の発展とともに、医療画像研究の幕開けとなった。さらにもう一つ、より最近の物理学と情報科学との融合から、高感度の粒子センサー技術と高度なコンピューター計算能とが結びついた。この進歩によって、器官の細部まで示すことが可能となり、とりわけ頭蓋内にある脳の細部構造が明らかになった。

一九九〇年代初頭、核磁気共鳴装置（ＭＲＩ）によって、脳の解剖学的画像（通常、「走査機《スキャナー》」と呼ばれる断層撮影装置によって細かく区域化される）における飛躍的発展がもたらされた。それ以来、脳の灰白質、白質、脳構造全体の画像が、良質な解像度で得られるようになった。そして機能的ＭＲＩ画像（ｆＭＲＩ）の誕生とともに、脳画像研究の新たな段階が始まった。これにより、今日の技術のおかげで、機能している脳の画像が得られるようになった。初期の脳機能画像研究から、視覚刺激を与えられた被験者では、後頭部脳領域における血流量の増加が認められることが示された。

２　双極性障害における脳画像研究

今後、双極性障害の専門領域において、大きく分けて二通りの研究が実施されていくことになるだろう。一つは脳の解剖学的画像研究、もう一つは飛躍的に発展している脳機能画像研究である。

ＭＲＩによる解剖学的な脳画像研究によって、脳領域の構造や容積を測定できるようになった。統合失調症患者でみられる変化とは違って、双極性障害の経過を通じた脳全体の容積の減少はみられない。脳の中には、（脳と脊髄を結集させる）中枢神経系を浸す脳脊髄液の分泌作用のある脳室系という通路がある。脳室系は、四つの脳室で構成され、それぞれ（左右）側脳室、第三脳室、第四脳室からなる。統合失調症と同じく、いくつかの研究では、双極性障害においても、これら脳室の拡大が示唆されている。

白質全体の容積は、双極性障害患者では減少している。また、双極性障害の初回エピソード経過中の患者を対象に実施された研究では、脳室周囲領域にＭＲＩ上で異常信号（「ハイパーシグナル」と呼ばれる）が認められた。このハイパーシグナルは、健常な親族（第一親等である両親）においても同様に認められていた。同様に、灰白質の容積の異常も、感情の産出や調節を司る上で中心的役割を担う領域で存在していた。

側頭葉、前頭前野（眼窩上部に位置する）および前頭葉は、私たちの日常の感情生活を支え、かつ調節するネットワークの中枢である。（大脳）辺縁系[4]は、以下のような複数の脳実質で構成されている。それらは、（長期記憶において重要な役割を担う）海馬と、（恐怖や攻撃性の産出に関与する）扁桃体、それに帯状回、脳弓、視床下部である。いくつかの解剖学的な画像研究によると、成人の双極性障害患者では扁桃体の灰白質の容積が増大し、帯状回領域で減少しているという。

脳機能画像研究のおかげで、感情調節に関与する脳回路ネットワークの観察が可能となった。そのためには、恐怖や喜びの表情、あるいは反対に感情的に中立《ニュートラル》な顔写真を被験者に提示して反応を引き起こす。こうした〔表情認知〕研究は、この十数年来、世界中で数多くの研究チームによって実施されてきている。これらの研究では、双極性障害患者群や、より頻繁には双極性障害に罹患していない第一親等（両親と子ども）を対象とした研究において、感情の自動調節（産出）に関与するネットワークの過剰活動性や、感情の意図的調節（フィードバック）を司ると想定されるネットワークの休止が示唆されている。

感情の自動調節を司っている脳回路ネットワークには、扁桃体、前帯状皮質、前頭前皮質の一部（腹外側部）が関連している。自発的（随意的）感情の調節に関連する回路は、後部帯状皮質と前頭前皮質の残りの二つの部分（背外側部と背内側部）に集まっている。

近年、「拡散テンソル画像」と呼ばれる、極めて精巧に開発されたイメージング技術によって、ニューロン鞘に沿った水分子の軌跡を調べられるようになった。水の拡散の定量値（異方性比率と呼ばれる）は、白質の集合体の統合性を反映している（特にニューロンを覆っていて、電気伝導の通りやすさを保証するミエリン（髄鞘《ずいしょう》）のことである）。いくつかの病態（脳浮腫、多発性硬化症など）では、ミエリンは変質しており、異方性の要因は低下する。双極性障害患者における拡散テンソルを用いた画像研究では、例えば前頭前野や辺縁系（海馬、歯状回）のような感情を調節する標的領域で、この因子が低下することが明ら

（4）脳幹の「へり（縁《ふち》）」（神学用語のリンボ limbes が語源）に位置する脳構造に対してトーマス・ウィリスが名づけた。この名称は、十九世紀に入りフランスのポール・ブローカによって再び取り上げられた。

かとなった。

双極性障害を理解する上で重要なその他の研究では、拡散テンソルによる同様の技術が使用されており、(扁桃体、歯状回、前頭前野などの)主要な脳領域をつなぐ鉤状の形をした白質(鉤状束)に研究の関心が寄せられている。そうした画像研究では、双極性障害患者において、鉤状束の体積が異常に増大していることがわかってきた。双極性障害以外の精神疾患では、こうした異常は認められなかった。この知見は、双極性障害の生物学的マーカーとなりえるだろう。さらにいえば、この異常所見は、双極性障害の症候学的な核心である過剰な感情反応性と関連しているのかもしれない。

Ⅳ 感情過剰反応(応答)性——病気の本態

感情とは一般に、私たちの環境から生じるポジティブもしくはネガティブな刺激に対する一過性の(しばしば短期的な)情緒反応と定義される。感情反応性の閾値の低下は、二十世紀の偉大なフランス精神科医の一人アンリ・エー[5]によって、双極性障害(当時は「躁うつ病」と表現されていたが)の病態基盤とみなされた。エーによれば、病気の発症とは、気質や性格の本質的な要素を構成する感情閾値が病的に低下した帰結である。

今日、脳画像研究のおかげで、（喜び、悲しみ、怒り、恐怖、驚愕、不快、軽蔑といった）原始的《プリミティブ》な感情の調節に関与する神経ネットワークを同定できるようになった。感情反応性と、（それ以前の安定していた）気分状態との関連性に関する仮説は、双極性障害の患者を対象として調べることができるだろう。

アンリ・エーの当時の直観は、安定した気分状態（もしくは正常気分）と判断された病間期の双極性障害患者を対象とした実証研究で、現在までに実施されてきたいくつかの知見によって強固にされている。病間期の双極性障害患者は、一般健常対象者よりも、ポジティブな出来事に対する感受性が高いままで留まっている。さらには、感情誘発テスト（ポジティブ、ネガティブ、中立《ニュートラル》の各誘発性を備えた画像を使った課題）を用いた結果では、患者群は対象群と比較して、中立性の画像に対して、より好意的な価値を認めやすい傾向が示唆された。双極性障害の寛解期では、おそらく感情反応性がこの病気のマーカーとなるだろう。だがそれでは、病相期の状態は、どのように説明づけられるだろうか？

躁状態の間、気分は多幸的または易刺激的である。刺激がポジティブ／ネガティブいずれの誘発性で

（5）アンリ・エー（エイ）Henri Ey（一九〇〇―一九七七）。フランスの精神医学者。ネオジャクソニズムと器質力動論の提唱で知られる。邦訳書多数。

あっても、躁状態だと極端な感情反応性を示す。うつ病相のときは、二つのサブタイプ〔亜型〕に識別できる。一つは、感情反応性が低下し、内的な感情麻痺や強い遅滞として表現される抑うつのタイプ。もう一つは、それとは反対に、感情過剰反応性として表現される。後者の場合は、焦燥性（激越）うつ病と呼ばれ、患者の行動面や精神的における強い不安定性が特徴である。患者の示す症状には、怒り、イライラ（易刺激性）、パニックや不安が増大している。

双極性障害の寛解期でも感知可能で、病相エピソード中には極めて騒々しくなる感情反応性閾値の低下が、双極性障害の病態の中心に位置づけられよう。これが、医学的に病気の「不動の動者 *primum movens*」[6]（もしくは起源）と呼ばれるものを構成しているようにみえる。ただ、いくつかの問いがなおも残されており、今後の解明が待たれる。果たして、感情反応性は、病相期の残遺症状だろうか？ それとも、薬物治療に伴う副作用（もしくは後遺症）だろうか？ 感情反応性閾値の低下は、双極性障害に特異的だろうか？ 双極性障害に罹患していない、もしくは未発症の他の家族構成員にも、この特徴はみられるのだろうか？

いくつかの研究では、こうした感情過剰反応性が、健常な親族においても認められることを明らかにしようとしている。そのためには、感情過剰反応性と遺伝的脆弱性とを直接的に関連づけて調べる必要があるだろうか？ また別の研究では、幼年時代に情緒的トラウマが存在すると、双極性障害患者の感情反応性を増大させるという仮説を支持している。遺伝形質とライフイベントとの「遭遇」は「遺伝／環境相互作用 gene-environment interaction」とも呼ばれ、素因を持った人における病気の発症を理解する上でコンセンサスの得られた病態モデルを構成している。

V　トラウマの既往歴、ライフイベント、発症要因

脳という生命体は、神経・生物学的基盤と、脳が知覚・統合した現実との乖離をそれ自体では基礎づけできない。この公準が、心的発達と脳組織構造を理解する上での鍵となる。これにより、双極性障害を含めた数多くの神経学的・精神医学的病態について、より深く理解できよう。幼少期は、精神発達とともに中枢神経系の成熟に非常に大切な期間である。したがって、こうした病気をもつ患者では、極め

(6) 医学用語において病因の過程を形容するために隠喩的に使用されるラテン語。この言い回しは、「第一の原因」もしくは「最初の原動力」を指す。アリストテレスの『形而上学』中では、すべてのものの源を創造する原理と定義されている。

て頻繁に、幼少期の情緒性トラウマの既往が語られる。

1　虐待とトラウマ

幼少期に被った情緒的虐待と成人期における双極性障害の発症との間には、有意な関連性が確立している。情緒的虐待には、子どもに対する言葉による攻撃や屈辱、下卑た態度や脅しなども含まれる。加えて、早期の情緒的トラウマは、その後の双極性障害への進展を増悪させる。つまり、障害がより若年で発症すると、重篤な症状（妄想的観念や幻覚など）が増す。薬物の摂取や物質依存が併存して、自殺リスクが高まり、感情不安定性が激しくなる。

こうした臨床観察を補完する知見として、「前駆症状」と呼ばれる前触れとなる兆候が、時には病気が発症する数年前から先行することがある。今日、前駆症状は、特に家族負因があるために将来的に双極性障害を発症させるリスクの高い（ハイリスクの）子どもたちを対象として研究されている。実際、ハイリスクの子どもでは、時に、行動面（過活動性、衝動性）や認知面（注意欠如、集中困難）の症状のほか、睡眠障害さらには薬物中毒（物質依存や乱用）といった症状が認められる。子どもの心的生活のみならず、家族の関係性をもかき乱す状況となれば、家庭内でトラウマ的となりうる対人関係上の緊張をもたらすことになる。

もしも遺伝的要因の負荷が非常に重く、そのせいで双極性障害に罹患しやすくなるとすれば、特に幼年期や思春期の情緒的な生活歴は、感情に関わる神経ネットワークの脆弱化に決定的役割を果たすことだろう。

2 ストレスとライフイベント

双極性障害の発現には、環境因子が関与する割合は二割から四割程度と想定されている。病気を患うと、諸々のストレス要因やトラウマ的なライフイベントが非常に多く生じる。それらは、再発の頻度や重症度、それに元通りの平衡状態（つまり寛解）にどのくらい近づけるかにも影響する。このように、ストレス要因に暴露すると、躁やうつ状態の再発リスクを五倍に上昇させる。そして、トラウマ的なライフイベント（離婚、失業、喪失）の出現は、うつ病もしくは躁病エピソードからの回復に必要とされる治療期間を三倍に引き延ばす。

ルーティン（日課）（起床・就寝時刻、食事時間など）や社会リズムの破綻は、特に躁病の再発を誘発する。こうした臨床観察は、概日リズム異常と双極性障害患者の時間生物学的な病態仮説を裏づけている。社会リズムを混乱させるライフイベントは、同調因子（文字通りには「ツァイトゲーバー *Zeitgebers*［時間を与えるもの、時間供与因子］」と称される）、生体上の変化（松果体からのメラトニン分泌の減少やコルチゾールをはじめとするいくつかのホルモン放出の増加）を誘発する。(7) こうした生体的変動は、身体器官や気分に支障を及ぼし、再発の発端や原因となりうる。

同様に、双極性障害患者のストレス状況下における反応性も研究されてきた。これには、個人間変動が、極めて大きいようである。当初の感受性仮説とは異なり、ストレス反応性は病気が進行しても減弱するわけではないようだ。ストレス反応性は、再発の頻度とは全く関係がない。その代わり、おそらくはパーソナリティ構造や性格特性が、ストレス反応性の進展に重要な役割を果たしているようである。

遺伝的脆弱性に対する情緒的トラウマの位置づけは、再発にあたってのストレス要因やライフイベントの影響などと同じく、遺伝／環境相互作用モデルを比較的、明確に説明づけている。病気の発症や起源に関する問いは、依然として未解決のままである。それはつまり、何らかの出来事に直面した際に、双極性障害の患者の「脳」に起因する非常に激しい感情応答性が、かつて受けた情緒的トラウマの影響（残渣）によるのか、それとも患者固有の感受性の表現なのか、という問いでもある。

VI　結びにかえて

今日、双極性障害における脳の器質因については経験的直観だけに依拠しておらず、科学的知見に基づいて十分に支持されてきている。双極性障害の病態に関与するメカニズムを完全に理解するには、今後さらなる研究が必要である。そうした研究が、かつて「人間の上にとどまってきた主《あるじ》たる」脳を覆っていたベールを少しずつ剝がしていくであろう。

本章で説明した概観を締めくくる前に、現在進行形の研究動向にも言及しておく必要があるだろう。それは、双極性障害の免疫・炎症仮説である。双極性障害患者の炎症反応プロセスや免疫システム系の異常が発見され、新たな研究に向けた探究がすすめられている。

白血球群（リンパ球、単球、マクロファージなど）は、病原体に罹患した生体の免疫反応や慢性疾患のいくつかの段階で極めて重要な役割を担っている。マクロファージはサイトカインと呼ばれる物質を分泌して、それらが細胞内における分子イベントのカスケードを引き起こす。そのなかには、免疫反応を促進させるサイトカインもあれば、減弱させるものもある。いくつかの研究チームが、特にある一つのサイトカインに強い関心を寄せている。それはインターロイキン6（IL－6）で、躁病エピソードの

（7）〔訳注〕本書一一六頁3も参照。詳細は、エレン・フランク『双極性障害の対人関係リズム療法』（二〇一六年、星和書店）第二章を参照。

ときに、その濃度が上昇する。罹患すると、肝臓や脂肪組織ではC反応性タンパク（CRP）が合成される。CRPは、炎症プロセスにおいて重要な役割を担っており、双極性障害の特に躁病相ではCRP値の軽度上昇を伴う。

双極性障害は、しばしば他の身体疾患も合併する。関連するのは心血管性、甲状腺疾患や代謝性、神経疾患などである。炎症系・免疫系の異常は、複数のヒトの生体システムが病理過程の標的となることを示すのだろうか？　もしくは、「躁うつ病」に罹患した場合の、生体の防御反応を表わしているのであろうか？　精神免疫学的研究は、双極性障害の早期の生物学的マーカーの同定を目指しており、おそらくは、いまだわかっていない諸課題点について、将来的に明らかにしてくれるであろう。

第三章のまとめ　**双極性障害の原因についてわかっていること**

▼双極性障害は遺伝性疾患ではありません。

▼この病気の進展には、複数の要因（そのなかには遺伝的要因もあります）が関与しています。

▼感情調節に関与する脳回路ネットワークの機能異常は、今日の脳画像研究のおかげで、だいぶわかってきています。

▼感情過剰反応（応答）性は、病気の急性期やクライシスのとき顕著にみられる双極性障害の患者さんの気質（テンペラメント）の表出の一面です。

▼双極性障害という病気の表出は、ストレス因子、情緒的トラウマ、それに、元々ある脳の脆弱性の相互作用によるものです。

第四章　双極性障害の治療は？

生物学的治療と心理的治療は相反せずに補い合うものだ
ジャン・ドレイ(1)

この病気がもしも双極性《バイポーラー》であるのならば、治療も同様に両極化《バイポーラー》する。というのも、今日、双極性障害の治療は、分離不能な二つの極を拠り所にしているからだ。二極とは、生物学的治療と心理的治療の責任を引き受け、寄り添うことである。現在、もう一つ重要な根本的特徴は、諸々の治療戦略の個別化である。それはつまり、個々の患者とそれぞれの特性、それに個別の障害の特徴に適合した治療戦略である。

I　生物学的治療法

1　リチウム

リチウムは、約二世紀ほど前（一八一七年）に、ヨアン・オーガスト・アルフェドソン Johann August Arfwedson とイェンス・ヤコブ・ベルセリウス Jöns Jacob Berzelius〔どちらも十九世紀前半に活躍したスウェーデンの化学者〕によって発見され、十九世紀半ばに、はじめて医療に利用された塩基性鉱物である。一九五〇年以降、オーストラリアとヨーロッパで、リチウムは躁うつ病の治療に利用され、それから少し遅れて米国に導入された。今日もなお、リチウムは双極性障害の標準的な治療となっている。リチウムは、躁病発作や双極性うつ病に治療効果を示し、とりわけ長期的に再発を予防する。その上、リチウムは、自殺リスクの減少に関して有効性が証明された唯一の薬剤である。

リチウム（Li^{+}）という陽イオンは、プログラムされた細胞死のプロセスを遅らせて、その固有の特性は、ニューロン活性や神経伝達に作用する。リチウムに最適なのは双極Ⅰ型障害に対してで、躁病相が優勢なときや、リチウム反応性の良好な家族歴が存在する場合などが適応である。

リチウムは、細心の注意を払って監視（モニタリング）する治療枠組みのもとで投与する必要がある。患者は、三〜六か月ごとに定期的な血液検査を受けて、特に血中リチウム濃度（有効血中濃度と呼ばれる）や腎機能、甲状腺機能を測定する必要がある。実際に、リチウムによる薬物治療では、いくつかの副作

（1）ジャン・ドレイ『気分の変調 *Les Dérèglements de l'humeur*』、パリ、ＰＵＦ、一九四六年。

用——短期的（消化器症状）、中期的（発疹などの皮膚症状）、長期的（甲状腺機能異常や腎障害）——が生じる。過量服薬した場合には、中毒症状の神経学的徴候が出現することがある。したがって、リチウムの処方は、精神科専門医による定期的なフォローを要する。

2 急性期の治療

躁病発作は、（躁症状に関連した行動面の障害が頻繁にみられるために）大部分のケースが入院で治療される。薬物治療は、睡眠の確保および精神運動性の興奮を落ち着かせることが目的である。薬物投与として、気分安定薬（リチウムあるいは気分安定作用のあるいくつかの抗てんかん薬など）に加えて鎮静系薬剤（神経遮断薬あるいは抗精神病薬、ベンゾジアゼピン系薬剤）が投与される。一般的に、最も重篤な症状が消退するには、二〜三週間ほど要する。

軽躁症状は、とりわけ患者とその周りの人たちが、この病気についてよく認識している場合に、外来診療で治療を引き受けることになる。患者には、規則正しく常用薬を服用させるよう促す。そして、最も頻用されるのは神経遮断薬（またはリスペリドン Rispéridone® のような抗精神病薬）やベンゾジアゼピン系薬剤であるが、それらの薬剤を用いて迅速にその人の睡眠が元通り確保されるようにするのが望ましい。これにより、軽躁が完全な躁病エピソードに変容してしまうリスクを回避できる。

双極性うつ病（双極性障害うつ病相）の薬物治療は、より一層、きめ細かさが求められる。一般的な原則でいえば、抗うつ薬の使用は興奮性の病相を誘発させるおそれがある。こうした薬剤は、細心の注意を払いつつ、しかも双極性障害に知悉した経験ある精神科医のマネジメント下でのみ処方すべきである。いくつかの抗精神病薬（クエチアピン®、オランザピン®、アリピプラゾール®）を少量投与したり、リチウムを適量で付加するといった、抗うつ薬ではないが抗うつ作用を示す薬剤を用いることが好ましい。

古典的な電気ショック療法は、この二十年間で、使用器材や技法が著しく進歩しており、いまもなお実質的な治療ベネフィットがある。現在は、電気けいれん療法（ECT〔Electroconvulsive therapy〕）と呼ばれている。この治療法は、一般に短時間の麻酔下で、短パルス矩形波を頭部に送り出す電流を生み出す刺激装置を用いて施療される。ECT治療では、けいれん発作を誘発させるが、けいれん発作は脳内のみで、発作の持続時間も二〇秒ほどである。ECT治療は、週二～三回の頻度で施行されるため、一般的に一か月ほど続けられる。通常の薬物療法に抵抗性を示すような双極性うつ病は、ECTの治療適応である。ECTは、精神医学史的にそのイメージが損なわれてきたとはいえ、双極性障害のうつ病相の急性期治療における顕著な有効性を奪うものではない。(2)

（2）〔訳注〕以下を参考。エドワード・ショーター、デイヴィッド・ヒーリー著『〈電気ショック〉の時代――↓

3　再発予防のための治療（維持治療）

双極性障害の特徴は、極めて反復しやすいという傾向である。予防的治療という問題意識は、非常に重要となる。長期経過において単剤治療〔一種類の薬の投与だけでフォローされること、その逆は多剤併用療法〕の恩恵を受けられるのは、ごく一部の患者にすぎない。この場合、最も多く投与されているのはリチウムであるが、なかにはリチウムの忍容性が乏しい場合がある。[3] それは例えば、医師によって注意深く管理されて減量されていたにもかかわらず、長い経過のうちに腎不全が生じてリチウムが使えなくなったり、病状がリチウムによって部分的にしかコントロールされていない場合である。医師は、その際、気分安定作用をもつ別の薬剤の処方を試みることになる。

双極性障害の病態の特徴として、より躁病の急性発作が優勢にみられ、かつ患者が生殖可能な年齢の女性でなければ、処方として抗てんかん薬のバルプロ酸ナトリウムまたはその誘導体（Valpromide®、Divalproex®）が提案できよう。双極性障害が急速交代型（一年に四回以上の病相の出現）の特徴を示すとき、または、双極性障害に神経疾患やアルコール依存症を合併する場合、これらの薬剤は同様に有益となるだろう。

バルプロ酸（Valproate®）やその誘導体を処方可能な条件は、フランスでは現在、限定されている。

実際、妊娠中にバルプロ酸を服用していた母親たちには、奇形児が生まれたり、知的能力に影響を及ぼすというリスクがみられた。

その一方、うつ病相がより優勢であることで特徴づけられる双極性障害の場合には、別の抗てんかん薬（ラモトリギン®）の有効性がわかってきている。この薬がだんだんと使用されるようになってからは、極めて稀ながら副作用として生じうるアレルギー性の皮膚徴候を除くと、ラモトリギンの忍容性は抜きん出ている。ラモトリギンの抑うつ状態の再発予防効果は立証されている。さらには、長期的にラモトリギンとリチウムを併用すると、リチウム単剤での効果を凌ぐようである。

こうした気分安定薬の選択にあたって、可能な限りリチウムを少量で投与し、双極性障害の進展する経過や特徴に応じて治療の定式を適合させるべく、二、三種類の気分安定薬を長期的に併用するのが今日の傾向となっている。

相補的な生物学的治療アプローチのいくつかは、科学的にみれば、今後さらなる有効性を実証する研究が必要とはいえ、いくつかの治療の取り組みを最適化する上で無視すべきではない。例えば、双極性

↓ニューロモデュレーションの系譜』、みすず書房、二〇一八年。

（3）〔訳注〕薬物によって生じる不快な作用が被験者にとってどれだけ耐えうるかの程度を示したもの。

障害の四分の一のケースで、うつ病エピソードの出現が、季節性や秋〜冬期に照度が下がることの影響を受ける。こうした場合、光療法[4]が薬物治療を補完しうるだろう。目下のところフランスでは、磁気刺激を用いたいくつかの治療戦略は、大学病院の専門治療部門に限って実践されている。同様に、従来の定型的治療では部分的な効果しかみられない患者に対して、反復経頭蓋磁気刺激（ｒＴＭＳ[5]）療法が提供されることがある。

年間を通じて、患者を定期的にフォローアップすることで、睡眠の改善や不安の軽減を目指した治療を適切に付与できるだろう。たとえ数か月の間、表面上は病状が良好にコントロールされているようにみえても、不眠や不安といった症状は、個人や職業上のライフイベント、そしていつの間にか病状を賦活させるような出来事に応じて、突如として生じうる。再発予防とは、数か月間、いやそれどころか時には数年もかけて、心理的な受容という歩みを通じて獲得されていくものである。

Ⅱ　心理社会的治療・サポート

1　心理教育

この数年来、医学においていくつかの慢性疾患における治療教育的アプローチ〔疾病教育〕が発展してきた。こうしたアプローチは、患者が患っている病理や、治療の原則、そしてその病態をコントロールするために取り入れる生活習慣をよりよく知ることを目的とする。

双極性障害は、思春期の終わり、または青年期早期にしばしば発症する。この年齢において、長期的な治療を要する脳の病気を、どのように受容できるだろうか？ 精神医療に適用される疾病教育は、「心理教育」と呼ばれる。双極性障害の疾病教育法は、スペイン〔のバルセロナ〕で最初に開発されて、比較的速やかにヨーロッパとアメリカで普及した。この心理教育法は、再発予防、入院日数の減少、そして双極性障害の予後の改善に効果を示していた。

バルセロナの心理教育法は、グループ〔集団〕形式で実施されることが最も多い。一般的に、心理教育は二名の援助者〔精神科医、臨床心理士または看護師〕によって進められる。より最近になって、ピアサポーター〔病気を患ってはいるが、病状は安定している人〕も、疾病教育の研修を受けて育成された上で、セッションの指導者集団に加わるようになった。このグループは、双極性障害の患者で構成される

(4)〔訳注〕高照度の人工光を一定時間照射する治療法。
(5)〔訳注〕非侵襲的に大脳皮質ニューロンに磁気刺激を与える物理的治療法。

が、配偶者、両親あるいは子どもなど近親者が参加することもある。心理教育プログラムに則り、主要なテーマが週一回ペースで一五回または二〇回のセッションのなかで提起され、以下のような主題についての理解を目指す。それは、躁病と軽躁、うつ病相の諸症状や、再発の前兆、リスク因子、薬物治療の原則、病識と生活衛生、そして個別治療のベネフィットなどである[6]。

実際、双極性障害とともに生きることは、しばしば生活リズムに配慮せざるをえなくなる（規則的な睡眠を守る、睡眠不足、特に徹夜を避ける、など）。躁病急性期の発症リスクを高め、病気の予後を悪化させる大麻やコカインのような多くの有害物質は、摂取を禁じられる。飲酒（アルコール）は、急性期を通じて行動上の問題を悪化させる。さらにアルコールは、はじめは気分が良くなっても、いつの間にか抑うつ的にさせて、薬物治療の効果を減じてしまう。

規則的な運動の実践とバランスの良い食生活は、特に重視されるべきである。心理教育は、病気の初回エピソード後に提供することができる。さらに、時間をおいて初回プログラムを補強（強化）するセッション〔ブースター・セッション〕を提供することが、しばしば有益である。

2　認知行動療法と認知矯正療法[7]

認知行動療法（CBT）は、この三十年来、発展してきており、思考（認知）と感情をつなげる関係性を客観化させるべく取り組む治療法である。また同様に、いくつかの行動や、不安定になりやすい状況の分析も具体化される。双極性障害を対象とする集団CBTでは、参加者は完璧主義や、自己に対する過度な要求といった思考スキーマについて取り組む。こうしたスキーマが、患者の何らかの存在様式を条件づけしたり、否定的思考を反芻させている。CBTは実際に、うつ病相の再発予防や双極性障害に併存する不安障害の治療に取り組む上で付加的な治療効果を示す。

躁病相やうつ病相の経過中に、記憶や集中力の障害がみられることは、すでにエミール・クレペリンによって見いだされていながらも、こうした症状は、双極性障害の治療を引き受ける上で、長らく無視されてきた。現在、神経学的リハビリテーションで実施される技法から着想を得たプログラムが、双極性障害患者に対して提供されている。記憶と集中力の障害は、初回エピソードから出現する。「認知矯正療法〔認知機能リハビリテーション〕」と呼ばれるこの技法では、こうした〔認知機能〕症状を、十数回の個別あるいはグループ・セッションで効果的に修正できるようにする。

(6)〔訳注〕詳細はフランセスク・コロン、エドゥアルド・ヴィエタ著『双極性障害の心理教育マニュアル』(秋山剛ほか訳、医学書院、二〇一二年)を参照。

(7)〔訳注〕認知矯正療法 cognitive remediation の邦訳。認知機能リハビリテーションには認知矯正法と認知適応法があり、神経心理学的研究やリハビリ領域の教育訓練法から発展している。

3　社会リズム療法とマインドフルネスへの関心

社会リズムに焦点を当てた対人関係療法（対人関係社会リズム療法：ＩＰＳＲＴ）は、生活指導や、睡眠・覚醒リズムに特化した心理教育的アプローチの延長上にある。ＩＰＳＲＴは、個人あるいは集団で行なわれ、一般的に六か月間、継続される。患者は、日誌の中に毎日の気分状態や、起床時刻、就寝時刻、そして他人との関わりについて記録するよう要請される。この治療法は、とりわけ、生体リズムに関連する決まりごとを受け入れることが困難な患者に適用される。双極性障害において、生体リズムが、しばしば脆くなっているのである。

仏教の瞑想から着想を得られたマインドフルネスは、医学や神経科学領域において今日、大いに飛躍を遂げている。精神医学においては、うつ病や不安障害の患者向けのプログラムが実施されている。こうしたマインドフルネスのグループ治療に双極性障害患者が参加しても、かなりの恩恵が得られている。マインドフルネスによって（肯定的・否定的）感情の反芻思考や心的な連合の流れを緩めたり、リラックスできる。他の疾患の患者と比べても、双極性障害の患者は、こうした体験の恩恵を受けやすい。いくつかの先行研究によると、マインドフルネスの実践によって、感情的な体験の仕方や対処法が上手になったり、自殺リスクを減じたり、不安症状を軽減させることが示唆されている。

4　周りの人たちの寄り添い（支え）および精神分析の位置づけ

病気の発症当初や、その後、再発した時に、患者は周りの人たちに寄り添われ、支えられていることが極めて重要である。どのように症状を理解したら良いのだろうか？　どのような行動を適切にとったら良いのだろうか？　当然のことながら、周りにいる人の数だけ疑問も生まれてくる。したがって、当事者の同意を得た上で、定期的に家族との面談を設定できることが望ましい。

周りの人たちは、しばしば、再発の兆候（とりわけ躁病の一連の症状）を、非常に素早く感じ取っている。患者を、迅速かつ適切な治療へと方向づけする上で、レスキュー（救急）的な対応が極めて大切であることは言うまでもない。けれども、近親者もまた苦しい状況に置かれているものである。精神科医が、もしも何らかの苦境や援助の要望を察知した場合、患者の配偶者（パートナー）や関わっている親族に対しても、個別に治療的な支援を提供する形で寄り添うことがある。この場合、周りの人の支援を、双極性障害に知悉する別の治療者に依頼するよう方向づけることもある。

患者や周囲の人たちは、しばしばカウンセリングや精神分析からでさえ、何らかの恩恵が得られるのではないかと自問するものだ。まずは、双極性障害の急性期がとうに過ぎて、生物学的治療によって十分に良好にコントロールされていることが優先される。そのうえで、患者（主体）の来歴《イストワール》や病歴から鑑みて、心的な作業〔内省〕が内面的・実存的に最も良い平衡・安定状態に至ることに役立ちそうであれば、患者にとって長期的に不可欠な医学的治療を尊重できる治療者のもとで、精神分析治療をすすめていってもよいだろう。

第四章のまとめ

双極性障害の治療についてわかっていること

▼治療の個別化とは、以下のことを考慮に入れることです。すなわち、それぞれの患者さんの薬剤や治療法の選択、年齢、性別、(躁病、軽躁、うつ病) エピソードの回数、これまでに処方された薬剤の忍容性など。

▼薬物治療は、双極性障害をコントロールする上で必須です。服薬はとても長い間、必要となります。

▼リチウムは、他の薬剤との併用療法が頻度として最も多く、いまだに標準的な治療法であ

り続けています。

▼急性期の薬物治療と再発予防目的の維持治療とは、区別する必要があります。

▼心理治療の取り組みは、病気の予後の改善および患者の生活の質を高める上で大切な役割を担っています。

▼双極性障害に対して効果的な治療を実施するには、生物学的治療と心理治療とを併用する必要があります。

▼長期的にみて、双極性障害を専門とする医師によるフォローアップが保証されることが望ましいです。

第五章　双極性障害と創造性は関連する？

私は闇に住む者、――妻亡《な》き者、――慰謝なき者、
廃れ果てた塔に住むアキタニア公だ。
私の唯一の星は死に、――星ちりばめた私の琵琶は、
「憂愁」の「黒い太陽」を宿している。
ジェラール・ド・ネルヴァル(1)

狂気と芸術とを伝説化する結びつけは、しばしばあまりにも短絡的なロマン主義的縮約へと変わってしまう。

ジェラール・ガルースト『ひとりの息子であり画家、狂人の不安定な自画像』

今日一般に広く流布している「呪われた芸術家」という神話は、かつてヴェルレーヌによって発案されたものである。だが、それを額面通りに信じ込むほどには、双極性障害を患う誰もが並外れた創造的才能を発揮するわけではない。反対にまた、芸術家がみな「躁うつ病」者であったわけでもない(2)。それではどうして、二〇一四年以降、フィンセント・ファン・ゴッホの生誕日である三月三十日が「世界双

極性障害デー」〔本書一三頁注（2）参照〕に選ばれたのだろう？　躁うつ病〔双極性障害〕の人々は、その他の精神疾患を抱える人々と比較して、より高い創造性への性向を示すというのだろうか？

I　昔から言われている考えが最近の研究で確証された？

著名な『問題集　第三〇巻——賢さ、知性および知恵に関する諸問題（*Problème XXX*）』は、古典的にはアリストテレスの作とされているが、著者はおそらくテオプラストス（同様に『憂鬱（メランコリー）について *Sur la mélancolie*』も著した）である可能性が高い。著述のなかでは、天才とメランコリーについての主題が展開されている。「哲学や政治、詩や芸術で秀でた人々はどうして、明らかに黒胆汁質が優勢な人々であるのだろうか？　エンペドクレス、プラトン、ソクラテスも、そして多くの著名人もまた同様であった。そして、詩作に没頭する人々の大部分もまたそうであった。なぜなら、詩人の多くが、

（1）〔訳注〕『廃嫡者（エル・デスディシャド）』、フランス名詩選、岩波文庫、一九九八年、所収。
（2）ヴェルレーヌ『呪われた詩人たち *Les Poètes maudits*』（一八八四年）。

この気質に由来する病気に苛まれたからである」。著者は議論をさらに押し進め、黒胆汁質に由来する病気のリストを作った。それは「心気症、抑うつ、自殺、狂気、多幸感[3]」である。キケロは『トゥスクルム荘対談集』のなかで、この『問題集　第三〇巻』について二度にわたり言及している。『予言について』の中で、キケロは、この話題を一般化して次のように言い換えている。「アリストテレスは、すべての天才はメランコリーであると述べている[4]」。

天才と狂気とは通底するという、「ロマン主義的」な縮約〔理由づけ〕は、定型句になるほど長らく息づいている。この寸言は、西洋美術全体の歴史に通じたジェラール・ガルーストによるものである。「創造的メランコリー」というに対する第一の留保は、躁うつ病という近代の概念が十九世紀になってはじめて登場してきたにすぎないのに対して、人類は有史以来、この病理に相当な度合いで苛まれてきたということである。今日的診断を後方視的方法で当てはめてしまうと、科学的時代錯誤《アナクロニズム》になりかねない。

第二の留保は、歴史上に名を残してきた芸術家や天才たちの数は、双極性障害を患う何百万という人々からみれば、ほんの一握りにすぎないということである。同様に、(偽)アリストテレスやキケロには恐れ多いのだが、芸術的な天才に関する問いは、きっと躁うつ病との関係性とは、ほど遠い次元にあるのだろう……。

この半世紀の間、複数の研究で、作家や芸術家たちのなかで双極性障害がどれくらい存在するかに関心がもたれてきた。こうした研究は、どうしても少数例サンプルで実施せざるをえないのだが、その限りでは、健常者と比較して芸術家とりわけ詩人たちに双極性障害の頻度がより高いことは確証されたように思われる。

そこで、より大規模な質問紙法によって実施された別の研究では、創造性と生産的《クリエイティブ》な職業との関係という問題について検討がなされた。たとえ、これら二つの概念の定義づけが不正確という問題があるにせよ、創造的な職業に従事している人々のなかに、双極性障害がより頻繁に認められるようである。さらに、双極性障害を発症していない親族を対象にした研究によると、その者たちは芸術的な職業に、より頻繁に従事しているとされる。これらの知見は、全遺伝子配列の解析に関心を向けた研究を引き起こすこととなった。こうして最近、研究者たちは、創造性と双極性障害、統合失調症との間には遺伝的リスクが共有されていると結論づけている。

(3) アリストテレス『問題集 第三〇巻』〔『アリストテレス全集13 問題集』岩波書店、二〇一四年、五八九頁参照〕。
(4) キケロ『予言について』。

II　双極性のある著名な芸術家たち

1　フィンセント・ファン・ゴッホの象徴的な事例

ゴッホ（一八五三―一八九〇）の健康状態と、彼の並外れた芸術的産出との関係性は、これまで様々な角度から研究されてきた。医学的側面から、いくつかの仮説が提唱されている。画家ゴッホは、まずもって、同時代の多くの芸術家たちの間で愛飲されていたアブサン[5]依存症を発症していたようだ。この飲料物は、けいれん発作を誘発させる。第二の仮説は第一の仮説の帰結であるが、てんかんの複雑部分発作を発現していたことを裏づけるものだ。このタイプのてんかんは、皮質の一部分だけが関与するけいれん発作によって特徴づけられ、意識障害を伴う。

ゴッホの妄想様の発作的症状と自殺企図は、画家の短い生涯の晩年に特に顕著になったが、これが第三の仮説を示唆する。それは、おそらくはアブサンの過剰摂取によって誘発されたけいれん発作に、双極性障害を合併したとする説である。これらの仮説を支持するように、ゴッホの家系には（たとえ今日しばしば確定診断を可能にする脳の電気活動を記録する脳波検査が、当時は実施できなかったとしても）、複数のてんかんと気分障害の家族歴が存在する。

2　双極性のある著名人とケイ・ジャミソンの基準

後期印象派の巨匠たちの周りには、双極性障害を患っていたとみられる傑出した芸術家の一群が存在する。ケイ・ジャミソンは、この仮説を打ち立てるために、ある基準のリストを提唱した。その基準とは、うつ病や躁うつ病、あるいは自殺の家族歴の存在、入院歴、書かれた証言の存在（自伝または近親者による正式文書、あるいは医師カルテが残っていればなおよい）、治療歴（リチウムや電気治療など）、自殺企図さらには自殺既遂があること。こうした基準を満たす芸術家のケースとして、ロベルト・シューマンやヴァージニア・ウルフ、アーネスト・ヘミングウェイらが該当する。

ある芸術家が双極Ⅰ型障害であるかどうかは、しばしば躁病発作のほうが文書としてより残りやすいという特徴ゆえに、その仮説を検証していくのはさほど困難でない。問題となるのは双極Ⅱ型障害の場合である。しばしば、後方視的に軽躁を示唆することは、極めて微妙な問題を孕《はら》む。十九世紀より前の

（5）〔訳注〕ニガヨモギからつくられる蒸留酒。十九世紀から二十世紀にかけて、芸術家たちに愛飲されてきた。「緑の妖精」、「悪魔の酒」とも呼ばれ、百年前に製造が禁止された（以下を参照、バーナビー・コンラッド三世『アブサンの文化史』、白水社、二〇一六年）。

パーソナリティに対して、そのような診断を当てはめることは、絵空事とは言わないまでも、文献学上あるいは科学的にも至難の業のように思われる。

3 ネルヴァルの事例（一八〇八―一八五五）

ジェラール・ド・ネルヴァル[6]は、十九世紀前半にフランスで活躍した著名な作家である。精神医学と文学の一愛好家であったジャン・ドレイ[7]は、ネルヴァルに魅了されて、この詩人が躁うつ病を患っていたとする極めて蓋然性の高い仮説を打ち立てた。

一八四一年、ネルヴァルは三十三歳であった。この年の二月から十一月にかけて、彼は初回の躁病・妄想性の発作のため、パリのピクプス病院に入院し、それからブランシュ医師親子の勤める病院に転院した。退院後、ネルヴァルは、自ら「地獄への滑落」と形容するほどのうつ病相を経験する。

二歳の時に母親を亡くし、孤児となったジェラール・ラブリュニーは、通称「ド・ネルヴァル」と呼ばれ、七歳まで母方の大叔父のもとで育てられた。ジェラールの父、エティエンヌ・ラブリュニーは外科医であったが、当時ナポレオン軍医として退役を願い出て、それ以降、若きジェラールの教育を世話したことから、ジェラールも、ごく自然と医学の道に向かうこととなった。ジェラールは父の言い付け通りに医学部に入学したが、まもなく息子の情熱は、父の意に反して、詩と文学に傾倒するようになった。それ以来、ジェラールは書くことに没頭する。

一八四〇年、ジェラールは若い舞台女優ジェニー・コロンに恋心を抱くが、あえなくふられてしまう。その情緒的トラウマが、彼の最初の躁病発作の発症に寄与したのであろうか？　ジェラールは、友人のテオフィル・ゴーティエが彼を救おうと病院に連れて行こうとしたが、その前に、重篤な行動上の障害を呈して警察署に連行されてしまった。一八四一年の二度の入院中に、ジェラールは著しく不穏を呈し、内務大臣宛てに手紙をしたためている。その何通かは現存しており、躁病発作の期間中に、彼が憑りつかれていた誇大妄想を物語っている。ジェラールは、「ブリュニー塔（Le Tour Brunie）のジェラール・ナポレオン」と記そうと次のように署名していた。「G. Nap. della torre brunya（トール・ブルニャのG・ナポレオン[8]〔誇大妄想下でのサイン、Gはジェラールの頭文字〕）」。そして彼は、一八四二年十二月

(6)〔訳注〕ネルヴァルの生涯については以下を参照。レーモン・ジャン『ネルヴァル――生涯と作品』、入沢康夫、井村美名子訳、筑摩叢書、一九七五年）。

(7) J. Delay, « L'Aurélia de Nerval (Autour d'Aurélia) », *Les Nouvelles littéraires*, 29 mai 1958, p.1-6.

(8)〔訳注〕以下を参照。ロール・ミュラ『ブランシュ先生の精神病院――埋もれていた十九世紀の「狂気」の逸話』吉田晴美訳、原書房、二〇〇三年。ネルヴァルのナポレオン神話については以下を参照。田村毅『ジェラール・ド・ネルヴァル――幻想から神話へ』東京大学出版会、二〇〇六年。

二十五日付の一通の手紙の中で、躁病発作を過ぎた後の一八四一年十一月以降、彼を襲った深刻な抑うつ状態について述べている。「この前の冬は私にとって酷いものでした。抑うつに力を奪われて、些細なことをしただけでも、だんだんと倦怠感が私を蝕んでいきます。このひどい病気のせいで、憐憫しか引き起こすことができないという感傷が、私から社交の喜びさえ奪ってしまうのです」。

一八四二年から四九年までの七年間、ジェラール・ド・ネルヴァルは発作もない小康状態〔間欠期〕を経験する。彼は作家業を続けながら数々の紀行に出かけた。しかし一八四二年十月末、パリのサン・ルイ島に、医師のモロー・ド・トゥール(9) Moreau de Tours によって設立された「ハシッシュ・クラブ」でハシシを吸引するようになる。この麻薬は、意識状態を夢幻様と呼ばれる一種の「白昼夢」のように変容させて、彼の精神状態を前年の躁病発作とほぼ同じ状態にした。一八四九年以降は、その「ひどい病気」の躁病およびうつ病相の再発が、とりわけアルコールの影響下でますます頻回になっていった。病気が再発するたびに、短期あるいは長期的であれ、何度もブランシュ医師のクリニックに入退院を繰り返すこととなった。

入院経過中、この詩人は『オーレリア、すなわち夢と生』の執筆に取り掛かる。一八五三年十二月、父親に宛てた手紙の中で、彼は『オーレリア』のなかで達成しようとしている目標を明らかにする。「私は病気が残した印象をすべて書きとめ、確認するつもりです。これは、観察と学問のためにも無益な研究ではありますまい」。この詩的な散文作品の第一部は、ロマン主義的手法で一八四一年の自らの病気発作を再び書き記したものである。そして、オーレリアとは（一八四二年に亡くなった）女優ジェニー・コロンではないかと目されている。ジェラールの想像の世界のなかで、オーレリアは女性の、そして母親の肖像でもあった。第二部は、ジェラールの死後につけられたタイトルで出版されたが、最晩年の彼の妄想的で夢幻様体験が想起される。

一八五四年はジェラールにとって、躁病、うつ病相の再発が何度も散見された年であったにもかかわらず、詩人は『オーレリア』の執筆を続けた。だが、周囲の者たちは、彼の夢幻様、幻想的で固定化した思考観念に驚愕していた。友人のエドモン・テキシエは、次のように書いている。「ジェラールと会うたびに、彼は私に古くて嫌なランタン通り沿いのある家の話をした。その家の中の壁にひっかかった大きな鳥かごの中では、カラスが鳴いているというのだ。まったく、そのカラスときたら！　カラスは、ジェラールの頭から出ていこうとしないのだ」。一八五四年十月、ジェラールの病状がまだ不安定であったにもかかわらず、フランス文芸者協会の委員会に続いて、ジェラールの叔母にあたるラブリュ

（9）〔訳注〕十九世紀フランスの精神科医《アリエニスト》。本名ジャック＝ジョセフ・モロー（一八〇四―一八八四）。一八四五年に「ハシシと精神疾患について」を著した。

ニー夫人自ら、ブランシュ医師に対してジェラールの退院請求を行なった。この無理やりの退院は、不幸にも時期尚早であったことが明らかとなる。

一八五五年一月二十六日、ジェラールはヴィエイユ・ランテルヌ通りで首を吊った状態でみつかった。コートのポケットには、細かい文章でびっしりと埋め尽くされた一枚の草稿が入っていた。それは、『オーレリア』の最終ページであった……。ジェラールの自殺から数週間経った後、友人たちの手で『パリ雑誌 ***Revue de Paris***』誌上に『オーレリア』物語の第二部が死後出版された。テオフィル・ゴーティエによって書かれたイタリック体の文末の一文は、次のように述べられている。「ここに、詩人のペンが打ち砕かれてしまった、感性と幻想の黄金色に輝くペンが」。

ジャン・ドレイがいみじくも述べたように、[10]「医師に診られていた芸術家は、さながらドン・キホーテが常にサンチョ・パンサによって見守られていたようなものだ」。詩人が実際に苦しんできて、死へと駆り立てられた躁うつ病という病いのいくつかの悲劇的な瞬間《モメント》を、作品の中に書き留めておこうとするネルヴァルの意志に、私たちは驚愕しつつも心打たれる。この時代、双極性障害の病態概念は、まだ十分に確立されていなかった。当時の治療手段といえば、入院収容か、田舎での転置療養か、モラル・トリートメント（道徳療法）ぐらいしかなく、いかなる手立ても、ジェラールを絶望から救うことはできなかったのだ。

4　ジェラール・ガルーストの人生における双極性障害と芸術的創造性(11)

現代芸術家のジェラール・ガルーストは、自分が双極性障害を患っていることを公表している。彼は、双極性障害が自らの人生と絵画作品に与えた意味合いについて述べている。

ジェラール・ガルーストは、長男の誕生後に双極性障害を発症した。当時、彼は二十五歳だった。周囲の人たちは、神秘的な妄想の中に逃げ込むガルーストのことを全く理解できなかった。発作期間中の数々の行動上の問題のせいで、彼は警察に伴われて精神科病院に連れて行かれた。彼はそこに一か月入院して、向精神薬を用いた治療を受けた。ジェラール・ガルーストにとって、薬物治療とは「まぎれもなく化学的な拘束のよう」であったのだが、彼はそのおかげで「妄想を打ち破る」ことができたと述べている。ただ、いくつか薬の副作用が生じた。彼はそれから、長いこと躁的興奮とうつ病相とが交互に入れ替わる時期が続いた後に、十数年以上のうつ病相を呈していたと語る。

(10) J・ドレイ「アンドレ・ジイドの想い出」、一九五一年九月二十一日のカンファレンス。パリ、ジャック・ドゥーセ文学図書館所蔵、ジャン・ドレイ寄贈。
(11) 二〇一五年七月に本人同意のもとで実施された著者との対談を通じて編集されたテキスト。

ジェラール・ガルーストにとり、家族と周囲の人々の支援は不可欠であった。加えて、三人の友人から注文を受けた劇場の舞台装飾の仕事のおかげで、己の仕事に自信を見いだせたと語っている。この芸術家の父方の家系では、本いとこにあたる女性も、同じような妄想発作を何度か引き起こしていた。彼女は不安で歪んだ顔つきをしていて、精神科病院の中で生涯を終えた。やはり父方の家系で本いとこにあたる男性も、定期的に抑うつに苦しんでいた。

ジェラール・ガルーストは〔「発作がひどく切迫している時は別として」〕、双極性障害の発作〔急性期〕から抜け出せること、それには周囲の人々の支援とともに医師の手助け、薬物療法や精神療法の果たす役割が非常に大切であると強調する。彼にとって、都会の過度な刺激や周囲のストレスから離れた田舎暮らしもまた、精神的に安定した状態を取り戻す上で非常に有益な役割を果たしていたように思われる。最後に、この芸術家は、これまで二十年間のうちに三人の精神分析家の治療を続けて受けてきたが、その間、常にただ一人の精神科医に診てもらっていたことを明かしている。

妄想発作〔精神錯乱〕あるいはうつ病相という二つの場合において、芸術的産出は、ほとんど存在しない。曰く、「私は全く何も生み出していない」。うつ状態の間、この芸術家は何もせず、躁的な錯乱状態の間は、あたかも「コカインを注射したかの」ように、ひどく強烈に体験される幻想的な観念を抱いたという。おそらくは、そのときに並外れた特殊な力を得ていたと思われる。ジェラール・ガルーストによると、彼が躁病発作の間に描いていた作品というのは、およそ芸術的観点からみると伝わりようのない代物だという。「それはつまらない作品で、愚劣で、誇大妄想的であった」。ある年のこと、フランス国立図書館が、彼に一枚の絵画作品を注文した。数週間後、ガルーストは躁病発作に突入〔躁転〕し、壮大な一枚の油彩画を描き上げた。この芸術家にとって、出来上がった油彩画は判別もつかない駄作であった。後日、ジェラール・ガルーストが破棄してもらおうと頻回に試みたにもかかわらず、その絵は出資者に受理されて、常設展示されているというのだが……。

ガルーストは、芸術家として、妄想発作から抜け出た後に、特異な体験が残った洗脳されたような感覚について描写している。それをみれば、誰もが病的体験に特有の弱さについて、より自覚できよう。ガルーストによれば、それは時間が経つにつれて自分を豊かにしてくれる事後的な体験であって、発作そのものではないという。創作〔創造〕のプロセスを再び取り戻すのは、病相を経た後や、病間期〔病相のない間欠期〕である。ジェラール・ガルーストは、自らの妄想体験によって精神が培われたように後験的に感じることもあったと述べる。こうした彼の内的体験は、色々なテーマ、お伽話や伝説、神話的主題によって豊かにされ、いくつかの作品のなかで再利用されてきたのかもしれない。この芸術家は、自らの病的体験によって、間違いなく絵画に対する大いなる自由を与えられたと感じている。

自らの個人的感受性に関する質問に対して、ジェラール・ガルーストは、他人と比較してどうかはわからないが、彼自身は感じやすく過敏であると自覚している。ただ、彼にしてみれば、そのことが芸術的創造性の側面に必ずしも利することはなかったと答えている。にもかかわらず、この芸術家は、この「弱さ」が、ともすれば、(人が病気から抜け出せる可能性があるときに)病気という経験を通して社会的さらには政治的倫理が発展していく上での力《フォース》になると主張する。ジェラール・ガルーストは、惨事や戦争からの脱却になぞらえて、以下のように結論づける。つまりは、時を経るにつれて、私たちは数多くの物事を相対化して、少しずつ「以前よりたくましくなったように感じる」のだと。

ガルーストは、双極性障害という病いを経験した。彼は色々な治療を受けてきたおかげで、今では自分の病状が安定したと感じている。かつてのジェラール・ド・ネルヴァルのように、彼は(躁うつ)エピソードによって残された体験や印象の幾許かを、自らの作品中に組み込んでいる。詩的描写の才能と絵画作品の美しさは、病理現象の記述に役立っている。それらは、気分を司る脳内変調の曲折をはっきりと示している。ただ、それを覆っている神秘のベールが完全に取り払われることはない。ジェラール・ド・ネルヴァルとジェラール・ガルーストという二人の事例は、双極性障害が、病気自体を理解する手段である以上に、この病いに苛しむ、あるいはかつて苛まれてきた芸術家の作品を解釈する上での鍵となることを見事なまでに例証している。

III 双極性は創造性の素地？

双極性障害の患者（および、しばしば患者の近親者たち）の感情生活は、一般の人たちと比べてより強烈である。情緒的な刺激に対する彼（女）たちの反応は非常に激しく、ときには、それが当人たちを再発の危険に晒すことになる。双極性障害の患者のなかには、心理的側面において、また別の特徴が強調されることもあった。患者たちは、ときには創造的な資質を職業や趣味の領域でいかんなく発揮することがある。

こうした双極性障害患者のなかには、世間一般の人たちには一見すると脈絡のない思考や概念同士のつながりを、より傑出した形で感じ取れる人が少なからずいるのだろう。こうしたメカニズムのうち、認知面での抑制が解除されるプロセスが作動するようである。こうした精神的柔軟性は、しばしば並外れた記憶力を兼ね備えると、より発展した創造的な潜在能力を本人に与えてくれる。この分野で実施された複数の研究が示唆しているように、それらが時に、職業面において恩恵をもたらすことにもなるだろう。

第五章のまとめ

創造性と双極性障害との関係について

▼天才的な芸術家たちのなかに、双極性障害を患っていた人がいたのは事実でも、そのことが病気そのものを理解する要素を提供してくれるわけではありません。

▼双極性障害を患う人たちは、創造性を求められる領域で働くことが多いようです。

▼双極性障害を患う人たちは、認知面で連想能力を発揮して、それが非常に素晴らしい創造性へとつながるのです。

ご家族や周りの近しい方々に向けて

希望がなければ、こころは砕ける
スコットランドの諺

ダニエル・スティール(1)

双極性(障害)のお子さんがどのような年齢であっても、その親御さんたちに向けた適切な言葉をみつけるのは難しいのです。確かに、どの年齢にも、例外的な存在はあるでしょう。天分に恵まれて、魅力的で才能にあふれ、聡明で、楽しくて優しい。それと同時に、手に負えず、気難しくて、収拾不能……。こうした並外れた存在を抱えた親御さんたちの生活は、絶え

(1)〔訳注〕ダニエル・スティール Danielle Steel(一九四七年－)、米国の女性ベストセラー作家。「長い家路」をはじめ主に九〇年代に数多くの作品が邦訳されている。息子に関する詳細は以下を参照。ダニエル・スティール『輝ける日々』、畑正憲訳、朝日出版社、二〇〇三年。

ず希望と絶望との間を揺れ動きます。そんな子どもたちと一緒にいて、私たちが両極性《バイポーラー》になっているといっても過言ではありません。私たちは、彼（女）たちを理解しよう、助けよう、サポートしようと、どんなことでもします。けれども、それで破局に陥ったり、絶望の淵に立たされることもあります。さらには、子どもたちの瞬間的な調子の上がり下がりにつきあっていくだけでなく、私たちはしばしば、他にも注意を払う必要のある子どもがいたり、生活を切り盛りしていくパートナーや仕事、日々の生活があるのです。すべてを担うのは、さながら魔術師のように特別な力をもっていないとだめでしょう……。

私は、十七年という年月を経て、自分が決して成人した双極性障害をもつ子どもの母親ではなく、児童や、思春期の子どもの母親であったことに気づくようになりました。「正常な《ノーマル》」思春期というのは、それだけで生きることも、理解するのも、時には我慢することすら困難です。双極性《バイポーラー》の子どもがいると、それ以上に大変なのです。それはもう、生きるために、ものすごいエネルギーを費やし、意欲や勇気、辛抱も必要となります。毎日、ゼロからやり直さないといけないです。そして、子どもたち自身もまた、そうであるのです。

私は、息子のニコラス［「ニック」］が生まれて十八か月を過ぎた頃から、他の子とは良くも悪くも違っている（気難しいのと同時に、魅力的であり、抑えがたい）ことに気がつきました。ニコラスは八か月で、歩くことと話すことを同時に始めました。一歳では、二か国語で、きちんとしたフレーズを話すことができていました。四歳になると、私は息子に深刻な問題があると確信するようになりました。七歳のとき、医師たちはそれを否定しました。まだその年齢だと、子どもたちを（双極性障害とは）診断しないのです。そして長い間の心配と不安の日々が過ぎて、ニックが十六歳になったとき、医師はとうとう彼が双極性障害であることを認めました。医師たちはニックに、必要な治療薬（リチウムとその他の薬剤）を処方したのです。その頃から、ほとんど驚くほどその直後から、彼の病状がはっきりと現われるようになりました。

親として、障がいのある子どもとともに、どのように生きれば、どのように手助けすればよいのだろう？ 私たちは、考えつく限りですべてのやり方を試してみました。うまくいったのもあれば、全くダメだったこともありました。全力をふりしぼり、創造性を働かせながら、すべて試みなくてはならないのです。もはやどうにもならない瞬間もありました。でも次の日には、再び始めてみる。それで、小さな変化や希望が生まれたり、地平線上に光が差し込んだこともありました。

私たちは、ニックの病気に対する戦いでは勝利を得られず、息子の生命も救えませんでした。けれども、私たちは全力をもって闘ってきたのです。私たちのあらゆる創造性と、ニックへの愛情をもって。彼のほうもまた、そうでありました。苦悩を抱えていたとはいえ、ニックは、友人や学業、音楽へのキャリア、成功体験と、良き人生を送りました。彼の人生は、十九年という短いものでした。けれども生涯の大部分において、彼は幸せでした。最終的な、私の最大の慰めは、私たちは最善を尽くしたのだ、と悟ったことです。ニックの、この困難な道のりに付き添うために、私は本当に彼のそばに寄り添い、ニックもまたそれがわかっていました。彼は全く単純に、例外的で並外れていたのです。

お医者さんたちは、ニックがもしも三十歳まで生き延びれば、それ以上も生き長らえる可能性は非常に高まるだろうと伝えていました。非常に期待された、その目標に到達することはできなかったのです。

癌に罹患したすべての患者さんが亡くなるわけではありません。また、車で移動する人がみな交通事故で命を落とすわけでもないのです。亡くなる方もいれば、生き延びる方もいるでしょう。双極性障害を患っていても、有能な医師のもとで、適切な治療やケアを受けていれば、効果的な薬や治療法、それに支えや愛情とともに、より良い人生を送って、天寿を全うすることも可能でしょう。人生というもの、時には、決して起きてはならないような馬鹿げたことや不慮の事故のせいで、私たちには、誰が生き残って、誰が死ぬのか全くわかりません。生きることは、すべてリスクを伴います。私の息子は、病気に打ち勝つことができませんでした。そうだからといって、みなさんのお子さんも、そうなるなどと申し上げているのではありません。むしろ全く違ったことなのです。

予想もしない道のりをすすんでいくためには勇気が必要です。けれども、その道は、いくらか奇跡的なものです。私は息子と歩んだ日々、年月、あらゆる瞬間に感謝しています。私たちの人生にとって、本物の恩恵でありました。それ以外では決して学んだり、得られなかった愛について私に教えてくれたのです。

私の息子が旅立ってから、長い年月が経ちました。あるとき私は、ニックのメッセージではないかと思えるような、ある引用文を見つけました。まったくそれは、息子が私に語っていたかのようです。ニックは、私からみると大変に感受性の強い子どもでした。実年齢にかかわらず、彼は私を励ましてくれたり、心配することもありました。それに、ニックは十一歳の時、次のような文章を書いて、私をとても感動させ、喜ばせてくれました。「ぼくは他の誰よりも、お母さんとのきずなが非常に強いのです。それがどうしてかは、わかりません。けれども、そんなものなのです」。ニックはこの文章を、日記に書き留めていました。私はそれを額に入れて、私の書斎の壁に掛けました。それをみるたびに、私は笑顔になります。ここに、A・A・

ミルン(2)が『くまのプーさん』に寄せた文章があります。私には、これはニックのことを強く思い出させてくれるのですが、もしかしたらみなさんにも役立つかもしれません。「もしも、僕たちが一緒にいられなくなる明日という日が訪れても、きみはきっと覚えていることがあるよ。きみは自分が思っている以上に勇気があって、見かけ以上に力があり、思っている以上に知性があるんだ。だけども、一番大切なことは、僕たちが離れ離れになっても、僕はいつもきみと一緒にいるということさ」。

みなさん、あきらめないで、どうか勇気を出してください。あなたがたには、それができるはずです。決して希望を失わないで、必要な力をきっとみつけられることでしょう。どうか、みなさんに神様の御加護があらんことを。あなたがたの道のりがなだらかで、より良い時間を過ごせ、そして素晴らしい勝利を収められますように。

---

(2)〔訳注〕アラン・アレクサンダー・ミルン Alan Alexander Milne、一八八二―一九五六年、英国の児童文学作家。

結語

私を精神医学へと導いたのは、［……］希望にとって途方もない障壁がそこにあるという深く揺るぎのない直感である。
ジャン・ドレイ(1)

双極性障害についての本書クセジュは、ニックの病歴にふれて締めくくろうとしている。ニックは創造性に溢れた若者で、思春期の終わり頃に診断された病気の前触れとなる兆候を、非常に早くから呈していた。

今日、フランス国内で一五〇万人以上が罹患している双極性障害に関して、私たちの知識は深まってきている。感情産出に関与する脳領域の機能不全が、この病気の原因となる感情過剰反応（応答）性の基層をなしている。情緒的トラウマや物質乱用、生活リズムの変化などは、そうした脆さを示し、発症を誘発することにもなる。リチウムはいまだ準拠すべき治療薬ながらも、今日、数多くの薬物治療戦略

(1) ジャン・ドレイ『日記』、一九三七年七月十一日付、ジャック・ドゥセ文学図書館、ジャン・ドレイ寄贈。

により、躁病発作や軽躁症状に対して効果的に治療できるようになっている。その一方で、より難渋《なんじゅう》するのはうつ病相の治療である。再発予防は、薬物療法と、今日、極めて多様化している心理療法とを組み合わせて、治療の個別化をうまく練り上げていくことでなされうる。

あらゆる科学や医学、それに心理学の進歩をもってしても、双極性障害という病いの重篤さは必ずしも減弱されていない。しかし、平衡の保たれた気分状態をもって暮らせたり、自分の個人的あるいは職業面において、人生上の計画を成し遂げたいという望みは、今日、これまで以上に可能となっている。この点において、ヴェロニク・デュフィエフ氏やジェラール・ガルースト氏ら当事者たちの証言は、非常に説得力がある。

二人とも、周囲の近しい人たちの持続的な支えが必要であると断言している。ダニエル・スティール氏が、自らのエッセイで勇気をもって記してくれたように、双極性障害に苦しむ人の闘いは、周りでじかに接する人たちによって共有される。私は医師として、しばしば、患者さんたちの自らの病気に立ち向かう力や、周りの人たちの証言をきいて感銘を受けることがあった。そういった周りの人たちもまた、聞いてもらったり支えてもらう必要がある。

双極性障害に苦しむ人の治療に携わり、寄り添うことは、患者さんから私が日々受け取る人生レッスンである。それは、私の患者さんの一人が「寄り添って見守ってもらっていると安心します」と語ってくれた通りである。彼（女）たちの人生をよりよくしたいという希望を共有しつつ、この数十年の間に新たにわかってきた、この領域における知識の驚異的な発展の持続に少しでも寄与できるならば、本書を執筆した目的は果たされたと考えている。

謝辞

まずは、当事者としてご自身の躁病とうつ病体験を語ってくれて、私に本書の執筆をすすめてくれたヴェロニク・ドゥフィエフ氏に感謝したい。続いて、ジェラール・ガルースト氏にも。双極性障害がご自身の人生や作品に与えた影響についてと、氏の対談書のなかで記されていた当事者的視点を再掲して紹介することを快諾して頂いたご厚意に深謝したい。双極性障害の患者さんの周りのすべての近しい人たちに向けて、希望あるメッセージを送ってくれたダニエル・スティール氏にも、心からの謝意を伝えたい。最後に、本書の企画から始まって、校正原稿から何度も読み返して出版まですすめてくれた編集のジャクリーヌ・パラン氏に深い感謝の気持ちを記す。

監訳者あとがき

本書は、Marc Masson, *Les troubles bipolaires* (Coll. Que sais-je ?, n° 4040, PUF / Humensis, Paris, 2018)の全訳である。原著は二〇一六年に初版を刊行後、好評を博して二〇一八年に改訂版が出版されている。今回の翻訳の章立ては改定版に準拠している。

原著者マソン氏は、フランスの臨床精神科医である。医師としてのキャリアは神経内科医から始まり、その後、リールやボルドーの病院で精神科の臨床経験を積まれていった。パリ地区の公立精神科病院や大学病院精神科での勤務を経て、現在はパリ・ブーローニュ近郊にあるClinique du Château de Garches(ナイチンゲール病院)にて医療ディレクターの立場で、日々、精神科臨床に従事されている。

精神科でクリニックというと、日本では外来診療所のことであるが、フランスではもっぱら自発的(任意)入院も引き受けられる治療施設のことを指す。二十世紀後半から公立セクター制による精神医療システムが確立されたフランスでは、非自発的入院を、ほぼすべて公立部門の治療施設で受け入れている。いわゆる私立の精神科病院(クリニック)は、施設ごとの制度的特徴や理念をもって任意入院の患者を受け入れている。昨今の精神医療は、入院から地域に移行して病床数も削減傾向にあるが、任意入院の件数自体はフランスでも増加傾向にあるのが実情である。

著者はまた、精神医学関連の学会活動にも積極的に関わっている。本書でも紹介されているジュール・バイヤルジェ（二四頁）らが十九世紀半ばに設立したフランスの伝統ある精神医学会のひとつSociété Médico-Psychologique の事務局長や精神医学誌 *L'Encéphale* 編集委員も務め、さらには世界精神医学会（ＷＰＡ）にも参加している。

氏の関心は、双極性障害、精神薬理学、精神医学史と、多岐にわたる。これまで、次に示すように編著を含めて五つの共著作がある。本書は、氏にとってはじめての一般向け単著で、今回、スペイン語版に続いての翻訳となる。

著作（編著も含め）

双極性障害関連

Les troubles bipolaires〔『双極性障害』〕（共編著、分担執筆）Marc Masson, Marc-Louis Bourgeois, Christian Gay, Chantal Henry, Editions Lavoisier, Paris, 2014, 620 pages.

Les troubles bipolaires〔『双極性障害』（本書）〕Presses Universitaires de France, Paris, 2016, 128 Pages.

2e édition 2018.

The science and Practice of Lithium Therapy〔『リチウム治療の科学と実践』〕（編著）Marc Masson, Frank Bellivier and Gin Malhi, Springer, 2017, 324 pages.

精神医学史関連

24 textes fondateurs de la psychiatrie — introduits et commentés par la Société Médico-Psychologiques〔『精神医学の基本テキスト二四編——医学心理学会による紹介およびコメント付き』〕（編著）Marc Masson, Editions Armand Colin, 2013.

Jean Delay, psychiatre et écrivain〔『精神科医、作家ジャン・ドレイ』〕（編著、分担執筆）Florence Delay, de l'Académie française et Marc Masson. Editions des Cendres, Paris, 2017.

本書を一読すればわかる通り、マソン氏は、特に、二十世紀を代表するフランスの精神医学者ジャン・ドレイ Jean Delay を敬愛している。本書でも、ドレイの古典的著書や病跡学的研究に新たな光が当てられている。精神医学者として向精神病薬クロルプロマジンの発見という世界的に知られたドレイの業績の陰に埋もれがちな、作家およびアカデミー・フランセーズ会員としての文化面における功績をも再評価している。これは、フランス精神医学を再認する試みでもあるのだ。

本書は、双極性障害に関するup-to dateな啓発書として、この古くからみられる脳とこころの病いについて、最近の科学的知見の紹介から精神医学史的展望、さらには当事者や家族の経験まで実に幅広く紹介されている。この手の啓発本は、わかりやすさに力点を置きすぎて知識のレベルを著しく落としていたり、逆に科学的厳密さを追求するあまり難解になりすぎているものが多いと指摘されている(参照、野村総一郎『新版 うつ病をなおす』、講談社現代新書、二〇一七年)。その点で、本書は双方にバランス良く配慮され、フランスの専門家がどんなところに力点を置いて啓発しているのかを垣間見ることができるだろう。精神医学的な啓発とは、世界的にもスティグマの克服や解消を目的とする。それは通常、バイオ・サイコ・ソーシャル(bio-psycho-social)な三つの視点に基づいて、概念から治療まで紹介されることが多い。本書では当事者の語りを通じて、第四のスピリチュアルspiritualな要素も付け加えられている。最終章で創造性との関連にふれている点は、昨今の英米圏での風潮に沿っているが、関心の向け方には文化的な相違も感じられて興味深い(参照、ナシア・ガミー『一流の狂気――心の病がリーダーを強くする』(山岸洋、村井俊哉訳)、日本評論社、二〇一六年)。

いくつか訳語について解説しておこう。まずは、ドレイの著書タイトルにもなっているdérèglementについて。今回、変調と訳したが、脱調あるいは失調、「(調子あるいは規則から)はずれた」ニュアンスにより近い場合もある。いずれにせよ、何らかの固有のリズムを喪失しているわけで、これは近年の双極性障害の生体・社会リズム理論にもつながっている（参照、エレン・フランク『双極性障害の対人関係社会リズム療法』、阿部又一郎監訳、星和書店、二〇一六年）。

二つ目の、感情をめぐっての訳語にはいつも悩まされる。例えばémotion、affect、sentiment、passionは、それぞれ本文中に記されている通り（一六頁）であるが、必ずしも厳密に訳し分けていない。実際、研究分野によってはémotionを情動あるいはエモーション、affectが感情と訳されることもある。感情の訳語をめぐる困難さと魅力については、例えばジェシー・プリンツ『はらわたが煮えくりかえる』（源河亨訳、勁草書房、二〇一六年）を参照するとよい。

三つ目は、crise（クリーズ）という語である。医学用語でも、てんかん性発作crise d'épilepsie、テタニー発作crise de tétanieなどと表わされている。本書では、救急医学的な発作のほか危機、急性期、病相などと文脈に応じてかなり柔軟に訳しわけた。ゴッホやネルヴァルの病態でも説明されているばかりか、今日の双極性の蔓延もまたcrise《クリーズ》（危機《クライシス》）の表出であり、古典的なてんかんや緊張病（カタトニア）との近接性を改めて感じさせる（参照、渡辺哲夫『創造の星——天才の人類史』、講談社選書メチエ、二〇一八年）。

本書の翻訳企画は、監訳者二人のささやかな出会いがきっかけであった。ともに非常勤で働いていた精神科病院で、同じ勤務日でなおかつ席が隣り合わせという偶然から始まった。原著の読み合わせをすすめるうち、内容的にも、これからの双極性障害の臨床を担う若手医師への教育や啓発に資するところが大きいと感じられた。そこで当時、大学病院での初期研修を終えたばかりの臨床医をさそって、結果、四名で定期的に読み合わせをして下訳を整えていった。分担は、中村が一章と五章、斎藤が二章と三章前半、砂原が四章を担当し、メンバーのなかで最年長の阿部が、斎藤の協力のもと訳稿を補完しつつ、とりまとめていった。斎藤の方は、校正段階で著者の勧めるクリニックにて短期研修を行なっている。実際にマソン氏の診察に陪席し、氏の個人の人間性を尊重しつつ、的確な治療を丁寧に説明する姿勢を直に拝見する機会に恵まれ、知識だけではなく精神療法のよいロールモデルを学ぶことができた。マソン氏は二〇一八年夏に初来日し、日本大学精神科でリチウム処方に関する講演を行ない、相互に対話する機会が得られた。本書の読書会の場を提供してくれた東京医科歯科大学病院精神科スタッフのみなさん、氏の貴重な講演の機会を設けていただいた日本大学精神医学教室の内山真教授はじめスタッフのみなさんに深謝する。それに、何といっても監訳者らとともに臨床と研鑽の場を共有してきた高月病院の長瀬輝誼、長瀬幸弘先生をはじめ同僚諸氏にも。

今回、マソン氏の友人で、気分障害のリワーク（復職支援）や気質概念に造詣の深い精神科医の秋山剛先生から序文を寄せて頂くことができた。これは著者本人からのリクエストでもあったのだが、まさしく「二つの異なる存在が出会ったときに新しいものがうまれる」。本書を通じた啓発――すなわち双極性概念の一般化《バナリザシオン》――が、決して過度な医療化（第一章「みんな双極性?」）のみに還元されないよう、これからの世代でフランスと日本の相互的な対話がすすんでいくことを願って。今回もまた、企画から迅速にすすめて頂いて、質問、教示、援助を通じて訳者たちとともに本訳書から最初に啓発された白水社編集部担当の小川弓枝さんには感謝の気持ちでいっぱいである。

阿部又一郎・斎藤かおり

二〇一八年晩秋　監訳者より

訳者略歴

阿部 又一郎（あべ ゆういちろう）

1999年、千葉大学医学部卒業、精神科医。2008年、フランス政府給費生として渡仏して臨床研修。2011年、東京医科歯科大学大学院医歯学総合研究科博士課程修了（医学博士）。現在、伊敷病院勤務、東京医科歯科大学、東洋大学非常勤講師。

主な共著訳書として『双極性障害の対人関係社会リズム療法』（監訳、星和書店、2016年）、『「はたらく」を支える！職場×双極性障害』（分担執筆、南山堂、2018年）。白水社クセジュでは『レジリエンス』（訳、2016年）、『うつ病』（共訳、2017年）、『家族の秘密』（訳、2018年）。

斎藤 かおり（さいとう かおり）

2011年、日本大学医学部卒業、精神科医。2017年、日本大学医学部大学院医学研究科卒業（医学博士）。現在、日本大学医学部板橋病院精神神経科勤務。専門は臨床精神医学。

（第2章、3章前半担当）

中村 啓信（なかむら ひろのぶ）

2015年、東京医科歯科大学医学部卒業、精神科専修医。

現在、青梅市立総合病院精神科勤務。

（第1章、5章担当）

砂原 真理子（すなはら まりこ）

2014年、東京医科歯科大学医学部卒業、精神科専修医。

現在、三楽病院精神科勤務。

（第4章担当）

参考文献

学生および精神保健従事者向け

Aubry J.-M., Ferrero F., Schaad N. (dir.), *Psychopharmacologie des troubles bipolaires*, Genève, Médecine & Hygiène, 2013.

Bourgeois M.-L., Gay C., Henry C., Masson M. (dir.), *Les Troubles bipolaires*, Paris, Lavoisier Médecine Sciences, 2014.

Fountoulakis K.L., *Bipolar Disorder. An Evidence-Based Guide to Manic Depression*, Berlin, Springer, 2015.

Frank E., *Treating Bipolar Disorder. A Clinician's Guide to Interpersonal and Social Rhythm Therapy*, New York, The Guidford Press, 2005.〔エレン・フランク『双極性障害の対人関係社会リズム療法——臨床家とクライアントのための実践ガイド』阿部又一郎監訳、大賀健太郎監修、星和書店、2016〕

Goodwin F.K., Jamison K.R., *Manic-Depressive Illness Bipolar Disorders and Recurrent Depression*, Oxford et New York, Oxford University Press, 2007.

Kapczinski F., Vieta E., Malgalhães P.V.S., Berk M. (éd.). *Neuroprogression and Staging in Bipolar Disorder*, Oxford et New York, Oxford University Press, 2015.

Ketter T.A. (éd.), *Handbook of Diagnosis and Treatment of Bipolar Disorders*, Arlington, American Psychiatric Publishing, 2010.

Malhi G.S., Masson M., Bellivier F. (éd.), *The Practice and Science of Lithium Therapy*, Berlin, Springer, 2016.

Miklowitz D.J., Gitlin M.J., *Clinician's guide to bipolar disorder. Integrating pharmacology and psychotherapy*, New York, The Guilford Press, 2014.

Otto M.W., Reilly-Harrington N.A., Kogan J.N., Henin A., Knaus R.O., Sachs G.S., *Managing Bipolar Disorder. A Cognitive-Behavioral Approach*, Oxford et New York, Oxford University Press, 2009.

Verdoux H. (dir.), *Les Thymorégulateurs*, Paris, Lavoisier Médecine Sciences, 2013.

Vieta E., Torrent C., Martínez-Arán A., *Functional Remediation for Bipolar Disorder*, Cambridge, Cambridge University Press, 2014.

Wirz-Justice A., Benedetti F., Terman M., *Chronotherapeutics for affective disorders. A clinican's guide for Affective Disorders*, Bâle, Karger, 2013.

Yildiz A., Ruiz P., Nemeroff C., *The Bipolar Book : History, Neurobiology, and Treatment*, Oxford et New York, Oxford University Press, 2015.

国際専門誌に掲載された総説、論文など

Baldessarini R.J., Pompili M., Tondo L., « Suicide in bipolar disorder : Risk and management », *Central Nervous System Spectrums*, 11, 2006, p. 465-471.

Bellivier F., Golmard J.-L., Rietschel M. *et alii*, « Age of onset in bipolar I affective disorder : Further evidence for three subgroups », *The American Journal of Psychiatry*, 160, 2003, p. 999-1001.

Cipriani A., Hawton K., Stockton S., Geddes J.R., « Lithium in the prevention of suicide in mood disorders : Updated systematic review and meta-analysis », *The British Medical Journal*, 346, 2013, ff3646.

Corryel W., Solomon D.A., Fiedorowicz J.G. *et alii*, « Anxiety and outcome in bipolar disorder », *The American Journd of Psychiatry*, 166, 2009, p. 1238-1243.

Craddock N., Sklar P., « Genetics of bipolar disorder », *The Lancet*, 381, 2013, p. 1654-1662.

Ellicott A., Hammen C., Gitlin M. *et alii*, « Life events and the course of bipolar disorder », *The American Journal of Psychiatry*, 17, 1990, p, 1194-1198.

Etain B., Mathieu F., Henry C. *et alii*, « Preferential association between childhood emotional abuse in bipolar disorder », *Journal of Traumatic Stress*, 23, 2010, p. 867-876.

Faglioni A., Roy Chengappa K.N., Soreca I., Chang J., « Bipolar disorder and the metabolic syndrome », *Central Nervous System*

Drugs, 22, 2008, p. 655-669.

Frye M.A., Salloum I.M., « Bipolar disorder and comorbid alcoholism : Prevalence rate and treatment considerations », *Bipolar Disorders*, 8, 2008, p. 677-685.

Henry C., Van Den Bulke D., Bellivier F. *et alii*, « Affective lability and affect intensity as core dimensions of bipolar disorders during euthymic period », *Psychiatry Research*, 159, 2008, p. 1-6.

Kyaga S., Landén M., Boman M. *et alii*, « Mental illness, suicide and creativity : 40-year prospective total population study », *The Journal of Psychiatric Research*, 47, 2013, p. 83-90.

Malhi G.S., Tanious M., Das P., Berk M., « The science and practice of lithium therapy », *The Australian and New Zealand Journal of Psychiatry*, 46, 2012, p. 192-211.

Phillips M.L., Swartz H.L., « A critical appraisal of neuroimaging studies of bipolar disorder : Toward a new conceptualization of underlying neural circuitry and a road map for future research », *The American Journal of Psychiatry*, 171/8, 2014, p. 829-843.

Power R.A., Steinberg S., Bjornsdottir G. *et alii*, « Polygenic risk scores for schizophrenia and bipolar predict creativity », *Nature Neuroscience*, 18, 2015, p. 953-956.

Yatham L.N., Kennedy S.H., Parikh S.V. *et alii*, « Canadian Network for Mood and Anxiety Treatments (CANMAT) and International Society for Bipolar Disorders (ISBD) collaborative update of CANMAT guidelines for the management of patients with bipolar disorder : Update 2013 », *Bipolar Disorders*, 15, 2013, p. 1-44.

一般向け啓発書

Bindler L., Andlauer O., *Le Trouble bipolaire. 100 questions/réponses pour mieux comprendre le trouble bipolaire*, Paris, Ellipses, 2012.

Bourgeois M.-L., *Manie et dépression. Comprendre et soigner les troubles bipolairs*, Paris, Odile Jacob, 2007.

Desseilies M., Perroud N., Grosjean B., *Manuel du bipolaire*, Paris, Eyrolles, 2017.

Giachetti R., *La Maladie bipolaire expliquée aux souffrants et aux proches*, Paris, Odile Jacob, 2012.
Guichard J.-P., *Vivre et comprendre les troubles bipolaires*, Paris, Ellipses, 2014.
Hardy-Baylé M.-C., Hardy P., *Maniaco-dépressif. Histoire de Pierre*, Paris, Odile Jacob, 2005.
Haustgen T., *Idées reçues sur les troubles bipolaires*, Paris, Le Cavalier Bleu, 2013.
Geoffroy P.-A., *Savoir pour guérir. Les troubles bipolaires*, Villers-lès-Nancy, Mona édition, 2016.
Sorbara F., Gindre C., *Mon humeur enfin stable*, Paris, Puf, 2012.

疾病教育用テキスト

Beacco S., Gay C., *Mieux contrôler mon trouble bipolaire avec la mindfulness*, Paris, Dunod, 2016.
Bellivier F., Llorca P.-M., *Devenir expert de son trouble bipolaire*, Levallois-Perret, Éditions Tempo médical, 2016.
Gay C., Colombani M., *Manuel de psychoéducation. Troubles bipolaires*, Paris, Dunod, 2013.
Fieve R.R., *Comment bien vivre avec des troubles bipolaires*, Paris, Flammarion, 2011.
Mirabel-Sarron C., Leygnac-Solignac I., *Les Troubles bipolaires. De la cyclothymie au syndrome maniaco-dépressif*, Paris, Dunod, 2011.
Ramirez Basco M., *The Bipolar Workbook Tools for Controlling Your Mood Swings*, New York, The Guilford Press, 2015.〔モニカ・ラミレツ・バスコ『バイポーラー（双極性障害）ワークブック 第2版』、野村総一郎訳、星和書店、2016年〕

当事者関連本など

Alvery M., Gabert H., *J'ai choisi la vie. Être bipolaire et s'en sortir*, Paris, Payot, 2013.
Dufief V., *La Souffrance désarmée*, Paris, Salvator, 2013.
Gay C., Génermont J.-A., *Vivre avec des hauts et des bas. Un psy et un*

patient racontent, Paris, Hachette Littératures, 2002.

Jamison K.R., *De l'exaltation à la dépression. Confession d'une psychiatre maniaco-dépressive*, Paris, Robert Laffont, « Réponses », 1997.〔ケイ・レッドフィールド・ジャミソン『躁うつ病を生きる――わたしはこの残酷で魅惑的な病気を愛せるか?』、田中啓子訳、新曜社、1999年〕

Layma Y., *J'ai dû chevaucher la tempête*, Paris, La Martinière 2012.

Lenoël A., *Qui suis-je quand je ne suis pas moi ? Une bipolaire témoigne*, Paris, Odile Jacob, 2015.

Maigne R., *Un monde idéal perdu*, Paris, Société des écrivains, 2015.

Pérignon H., *Je suis bipolaire mais le bonheur ne me fait pas peur*, Paris, Hugo Doc, 2015.

Rousseau L., *Vivre sereinement avec son trouble bipolaire*, Paris, Société des écrivains, 2014.

Trudeau M., *Changing my mind*, New York, Harpercollins Publishers, 2010.

家族や周囲の近しい人たち向け

Gay C., *Vivre avec un maniaco-dépressif*, Paris, Hachette Littératures, 2008.

Fast J.A., Preston J.D., *Loving Someone with Bipolar Disorder : Understanding & Helping Your Partner*, Oakland, New Harbinger Publications, 2012.〔ジュリー・A・ファスト、ジョン・D・プレストン『あの人が躁うつになったら――双極性障害の伴侶とともに』田中雅子訳、オープンナレッジ、2006〕

Miklowitz D.J., *The Bipolar Disorder Survival Guide What You and Your Family Need to Know*, New York, The Guilford Press, 2011.

Steel D., *Un rayon de lumière. L'histoire de Nick Traina, mon fils*, trad. V. Galangau, Paris, Presses de la Cité, 1999.〔ダニエル・スティール『輝ける日々』、畑正憲訳、朝日出版社、2003年〕

Vigan D. de, *Rien ne s'oppose à la nuit*, Paris, Lattès, 2011.

古典的な専門書

Delay J., *Les Dérèglements de l'humeur*, Paris, Puf, 1946.

Ey H., « Étude n° 25 Les psychoses maniaco-dépressives », *Les Études psychiatriques*, Paris, Desclée De Brouwer, 1954.

Kraepelin E., *La Folie maniaco-dépressive*, trad. 8e ed. par M. Géraud [1913], Bordeaux, Mollat, 1997.〔エーミール・クレペリン『躁うつ病とてんかん』、西丸四方・西丸甫夫訳、みすず書房、1986年〕

Masson M. (dir.), *24 Textes fondateurs de la psychiatrie introduits et commentés par la Société médico-psychologique*, Paris, Armand Colin, 2013.

Ritti A., *Traité clinique de la folie à double forme. Folie circulaire, délire à formes alternes*, Paris, Doin, 1883.

創造性と双極性との関係について

Aristote, *L'Homme de génie et la Mélancolie*, trad. J. Pigeaud, Paris, Payot & Rivages, « Petite Bibliothèque Rivages », 2006.（「尋常でない人間になった者はすべて黒胆汁質の者（メランコリス）」『アリストテレス全集13』丸橋裕・土屋睦廣・坂下浩司訳、岩波書店、2014）

Boulon J.-M., *La Vie, l'œuvre et les maladies de Vincent Van Gogh*, Saint-Rémy-de-Provence, Jean-Marc Boulon Éditions, 2005.

Caramagno T.C., *The Flight of the Mind Virginia Woolf's Art and Manic-Depressive Illness*, Berkeley, University of California Press, 1992.

Delay F., *Dit Nerval*, Paris, Gallimard, 1999.

Garouste G., Perrignon J., *L'Intranquille Autoportrait d'un fils, d'un peintre, d'un fou*, Paris, L'Iconoclaste, 2009.

Hersant Y., *Mélancolies de l'Antiquité au XXe siècle*, Paris, Robert Laffont, 2005.

Jamison K.R., *Touched with Fire Manic-Depressive Illness and the Artistic Temperament*, New York, Free Press, 1996.

Klibansky R., Panofsky E., Saxl F., *Saturne et la mélancolie*, Paris, Gallimard, 1989.〔レイモンド・クリバンスキー、フリッツ・ザクス

ル、アーウィン・パノフスキー著『土星とメランコリー——自然哲学、宗教、芸術の歴史における研究』、榎本武文・加藤雅之・尾崎彰宏・田中英道訳、晶文社、1991年〕
Murat L., *La Maison du docteur Blanche*, Paris. Lattès, 2001 ; rééd. revue et augmentée 2013.〔ロール・ミュラ著『ブランシュ先生の精神病院——埋もれていた19世紀の「狂気」の逸話』、吉田晴美訳、原書房、2003年〕
Nuss P., Sellier M., Bath J.-P., *Les Clairs-Obscurs de l'âme. Un voyage artistique au cœur de la bipolarité*, Montrouge, John Libbey Eurotext, 2006.
Rogé J., *Le Syndrome de Nietzsche*, Paris, Odile Jacob, 1999.
Sticker R., *Robert Schumann, le musicien et la folie*, Paris, Gallimard, 1984.
Tosquelles F., *Le Vécu de la fin du monde. Le témoignage de Gérard de Nerval*, Grenoble, Jérôme Millon, 2012.
Wittkower R. et M., *Les Enfants de Saturne. Psychologie et comportement des artistes de l'Antiquité à la Révolution française*, Paris, Macula, 2000.〔ルドルフ・ウィットコウアー、マーゴット・ウィットコウアー『数奇な芸術家たち——土星のもとに生まれて（美術名著選書10）』、中森義宗訳、岩崎美術社、1969年〕

社会学・精神病理学的研究書

Leader D., *Bipolaire vraiment ?*, Paris, Albin Michel, 2014.
Martin E., *Voyage en terres bipolaires. Manie et dépression dans la culture américane*, Paris, Rue d'Ulm, 2013.

患者や周りの人たちに役立つ問い合わせ先など

Argos 2001 : www.argos2001.fr.
Clubhouse France : www.clubhousefrance.org.
France Dépression : www.france-depression.org.
Icebergs : www.icebergs.fr.
UNAFAM : www.unafam.org.

研究支援する基金など

Fondation P. Deniker, service hospitalo-universitaire, centre hospitalier Sainte-Anne, 1, rue Cabanis, 75020, Paris ; www.fondationpierredeniker.org.

Fondation FondaMental, centre hospitalier A.-Chevenier, 40, rue de Mesly, 94000 Créteil ; www.fondation-fondamental.org.

インターネット情報サイト（フランス語）

Bipotes : www.bipotes.leforum.eu

Les troubles bipoiaires.com : www.troubles-bipolaires.com

ほかに : www.psycom.org

インターネット情報サイト（日本語）

NPO法人ノーチラス会 : www.bipolar-disorder.or.jp

文庫クセジュ　Q 1024
双極性障害

2018年12月10日　印刷
2018年12月30日　発行

著　者　マルク・マソン
監訳者 ©　阿部又一郎
斎藤かおり
発行者　及川直志
印刷・製本　株式会社平河工業社
発行所　株式会社白水社
東京都千代田区神田小川町 3 の 24
電話　営業部　03 (3291) 7811 / 編集部　03 (3291) 7821
振替　00190-5-33228
郵便番号　101-0052
www.hakusuisha.co.jp

乱丁・落丁本は，送料小社負担にてお取り替えいたします．
ISBN978-4-560-51024-7
Printed in Japan

文庫クセジュ

哲学・心理学・宗教

576 キリスト教思想
592 秘儀伝授
594 ヨーガ
680 ドイツ哲学史
708 死海写本
722 薔薇十字団
733 死後の世界
738 医の倫理
739 心霊主義
751 ことばの心理学
754 パスカルの哲学
763 エゾテリスム思想
764 認知神経心理学
773 エピステモロジー
778 フリーメーソン
780 超心理学
789 ロシア・ソヴィエト哲学史
793 フランス宗教史
802 ミシェル・フーコー
807 ドイツ古典哲学
835 セネカ
848 マニ教
862 ソフィスト列伝
866 透視術
874 コミュニケーションの美学
880 芸術療法入門
892 新約聖書入門
900 サルトル
905 キリスト教シンボル事典
909 カトリシスムとは何か
910 宗教社会学入門
914 子どものコミュニケーション障害
931 フェティシズム
941 コーラン
944 哲学
954 性倒錯
956 西洋哲学史
960 カンギレム
961 喪の悲しみ
968 プラトンの哲学
973 100の神話で身につく一般教養
977 100語でわかるセクシュアリティ
978 ラカン
983 児童精神医学
987 ケアの倫理
989 十九世紀フランス哲学
990 レヴィ＝ストロース
992 ポール・リクール
996 セクトの宗教社会学
997 100語でわかるマルクス主義
999 宗教哲学
1000 イエス
1002 美学への手引き
1003 唯物論
1009 レジリエンス
1015 100語でわかる子ども
1018 聖なるもの
1019 ギリシア神話シンボル事典
1020 家族の秘密